내 체질에는
어떤 음식이
맞을까?

내 체질에는 어떤 음식이 맞을까?

지은이 정주복
펴낸이 최정심
펴낸곳 (주)GCC

2판 1쇄 발행   2019년 4월 22일
2판 2쇄 발행   2019년 4월 25일

출판신고 제406-2018-000082호
주소 10880 경기도 파주시 지목로 5
전화 (031) 8071-5700 팩스 (031) 8071-5200
ISBN 979-11-89432-99-7 13510

출판사의 허락 없이 내용의 일부를
인용하거나 발췌하는 것을 금합니다.

가격은 뒤표지에 있습니다.
잘못 만들어진 책은 구입처에서 바꾸어 드립니다.

이 도서의 국립중앙도서관 출판예정도서목록(CIP)은
서지정보유통지원시스템 홈페이지(http://seoji.nl.go.kr)와
국가자료종합목록시스템(http://www.nl.go.kr/kolisnet)에서
이용하실 수 있습니다.
(CIP제어번호 : CIP2019014212)

www.nexusbook.com

나에게 맞는 체질 건강식

내 체질에는 어떤 음식이 맞을까?

정주복 지음

넥서스BOOKS

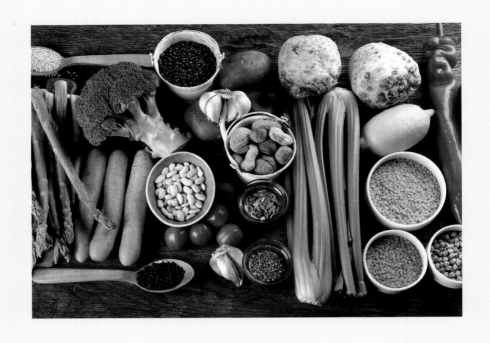

사상의학과 음양오행이 만나다

사람은 누구나 태어나서 죽을 때까지 자연의 여러 기운 중 한 가지를 닮아 살아간다. 밝고 따뜻하며 정열적인 불의 기운을 닮은 사람도 있고, 포용성과 안정감을 지닌 땅의 기운을 닮은 사람도 있다. 자유로운 바람의 기운을 닮은 사람도 있고, 생명의 원천이라 할 수 있는 물의 기운을 닮은 사람도 있다. 자연을 닮은 인간의 기운, 이것이 바로 체질이다.

체질은 성격, 체형, 생활 습관에서 묻어나는 그 사람만의 독특한 성향이라고 할 수 있는데, 이러한 성향은 특히 아프거나 컨디션이 안 좋을 때, 또는 분노하거나 위급한 상황에 처하면 더욱 극명하게 드러난다. 역설적이게도 평소에는 잘 드러나지 않던 체질이 자신의 체질인 것이다. 라면 같은 인스턴트식품을 즐겨 찾다가도 건강이 안 좋거나 고민이 있을 때는 입맛이 변해 냄새조차 맡기 싫어지고, 먹더라도 체하는 경우가 그 흔한 예다.

모든 사람이 자연의 어느 한 기운을 지니고 살아가며 그 기운에 맞는 섭생으로 건강한 육체와 정신을 만들 수 있다는 것이 바로 이제마 선생의 사상의학이다. 그런데 이러한 사상의학의 논리와 근거, 타당성과 무관하게 대부분의 사람은 자신의 체질에 대한 기존의 진단과 처방을 신뢰하지 못한다. 어느 한의원에서는 소양인이라고 하고 어느 한의원에서는 소음인이라고 하며, 몇 만 명 중에 한 명꼴로 존재한다는 태양인이 주위에 차고 넘친다. 심지어 각 체질에 따른 음식 처방조차 가는 곳마다 다르고, 처방대로 음식을 취하고 가리다가 탈이 나기도 한다.

이러한 불신은 결국 '가리지 않고 골고루 잘 먹는 것이 건강의 비결'이라는 상식 아닌 상식으로 귀결되어 자신의 체질과 상관없는 섭생을 계속하게 된다.

이러한 악순환은 의학과 역학을 분리해서 이해하고 적용한 결과다. 명나라의 유명한 의학자 장개빈은 그의 저서 《유경부익類經附翼》에서 "의역동원醫易同原", 즉 "의학과 역학은 그 뿌리가 같다"고 했다. 사상의학의 진단과 처방 역시 역학인 사주팔자에서 음양오행의 강약과 접목되어야만 온전해질 수 있다.

사실 역학의 대명사라 할 수 있는 명리학은 한의학, 사상의학과 코드가 맞지 않는다. 이 때문에 명리학은 지금까지 길흉화복인 운세의 강약을 예측하는 데 활용되었다. 이것은 '의역동원'을 설명하지 못할 뿐만 아니라 한의학, 사상의학과 전혀 무관하다. 하지만 이 역학을 명리학의 뿌리인 음양이기학으로 접근하면 이야기가 달라진다. 사상의학과 역학의 구별과 정립, 그리고 이 두 학문의 이론적 조화와 실용적 접목이 비로소 가능해지는 것이다.

사상체질이 바탕이라면 음양오행은 무늬다. 사상체질이 종이라면 음양오행은 그림이며, 그 종이의 질을 판별하는 것이 사상체질의 분류고 그 위에 그려진 선과 면, 색을 살피는 것은 음양오행의 분류다. 당연한 이야기지만 종이 없는 그림은 존재하지 않으며 그림 없는 종이는 작품이 되지 못한다.

이 책에는 사상의학에 따른 체질 진단과 음식 처방이 들어 있다. 이 진단과 처방은 독자에게 50%의 신뢰를 줄 것이다. 또한 이 책에는 음양오행에 따른 체질 진단과 맛 처방이 들어 있다. 이 진단과 처방 역시 독자에게 50%의 신뢰를 줄 것이다. 더불어 이 책에는 사상의학과 음양오행을 접목한 20체질 진단과 음식, 맛 처방이 실제 사례와 함께 들어 있고, 이 진단과 처방은 100%의 신뢰를 줄 것이다.

자신의 체질에 대한 정확한 이해가 없다면 가리지 않고 골고루 잘 먹는 것 외에는 다른 방법이 없다. 하지만 이것은 대안도 아니고 차선도 아니다. 자신의 체질에 대한 정확한 이해가 있다면 취하고 가릴 것을 분명하게 정해야 한다. 이것은 최선의 식생활이다.

골고루 잘 먹으면 병나고 체질에 맞는 것만 골라서 먹으면 건강해진다. 이것이 이 책에서 이야기하는 최고의 섭생법이다.

정주복

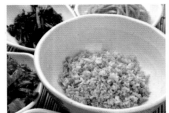 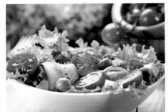 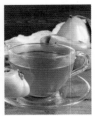

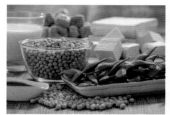 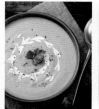 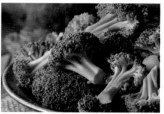

3장 │ 오행체질과 맛

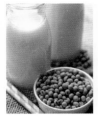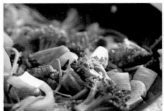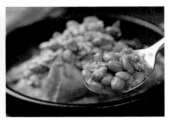

4장 | 20체질별 식생활 _사상체질과 오행체질의 접목

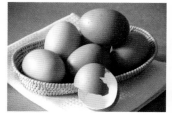 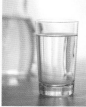 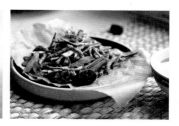

5장 | 바로잡고 가야 할 잘못된 상식들

1장

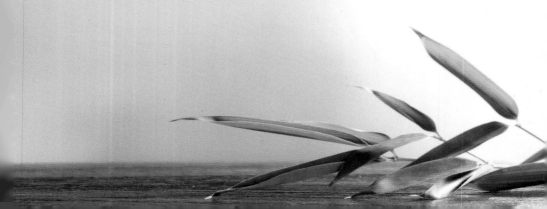

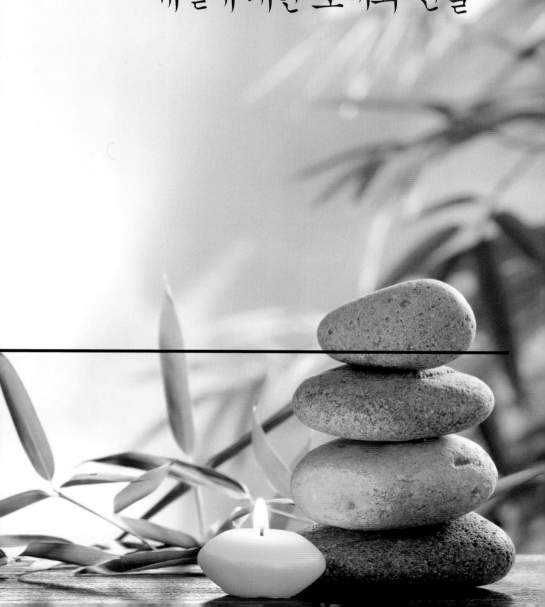

체질에 대한 오해와 진실

타고난 체질은 변하지 않는다

'체'질'이란 두 음절은 어려운 어휘도, 전문 용어도 아니다. 술 냄새만 맡아도 취하는 사람이 있는가 하면 2차, 3차 폭음을 하고도 몇 시간 눈 붙인 뒤 다음날 끄떡없이 출근하는 사람도 있다. 돼지고기나 닭고기를 입에 대지 못하는 사람이 있는가 하면 생고기를 먹고도 아무런 탈이 없는 사람도 있고, 복요리는 국물도 못 떠먹는 사람이 있는가 하면 독이 많은 눈알과 뱃속의 알을 먹고도 멀쩡한 사람도 있다. 특성이 분명한 체질은 우리 주변에 흔히 존재한다.

이러한 '특수' 체질까지는 아니더라도 모든 사람은 각자 고유한 체질을 가지고 태어나며 그 체질로 살아간다. 체질은 한 사람의 성격을 만들고, 더 나아가 그 사람의 인생, 운명의 흐름과 변화에 절대적인 영향을 미친다.

체질 감정에는 여러 가지 분류법이 있으며 각 분류법은 저마다 논리와 근거, 타당성과 설득력을 갖고 있다. 그런데 이 분류는 잘못된 경우가 많다. 대부분이 체형 또는 좋아하거나 싫어하는 음식 등이 기준이기 때문이다. 체형과 음식 취향은 통계적인 자료로 쓰일 수는 있지만 그 이상은 아니다. 소음인이라 해서 반드시 몸이 마르고 하체가 발달한 것은 아니며 소양인만이 돼지고기를 좋아하는 것은 아니기 때문이다.

체질은 주변 환경으로 인해 잘 드러나지 않기도 한다. 일반적인 소음인은 몸에 열이 많이 나지 않지만, 어려서부터 화火 기운인 인삼을 많이 먹은 소음인은 커서 몸에 열이 많이 난다. 또한 엄한 가정에서 자란 사람은 양인이라 해도 음인의 외형적 특징을 보이기도 한다. 환경에 의해 그 특징이 무뎌지고, 그 환경에 길들여지기 때문이다.

하지만 아무리 환경적인 요인이 크다 하더라도 체질은 절대 변하지 않는다. 참고 억누르며 미처 인식하지 못한 채 체질에 맞지 않는 삶을 불편하게 살고 있을 뿐이지 타고난 체질이 환경에 의해 변한 것은 아니다.

체질에 맞는 음식은 취향이나 습관과 무관하다. 그리고 체질별 식생활은 선택이 아닌 필수다. '아니면 말고' 같은 안일한 생각이 바로 만병의 근원이다. 병에 걸리지 않는 방법은 간단하다. 체질에 맞게 먹으면 된다.

지금까지 사상체질 관련 정보는 체질에 맞는 음식과 맞지 않는 음식을 단순히 나열하기만 했다. 중요한 것은 음식이 육체와 정신에 어떤 영향을 미치는지 알아내고, 그 결과를 바탕으로 식생활을 고쳐 나가야 한다는 점이다.

복합 체질은 존재하지 않는다

체질 분류의 역사를 거슬러 올라가면 서양 의학의 아버지인 히포크라테스가 있다. 그가 남긴 여러 업적 중 하나가 '4체질설'인데, 그가 분류한 담즙질膽汁質, 신경질神經質, 다혈질多血質, 점액질粘液質의 네 가지 체질은 서양 점성학의 4대 원소와 맥을 같이 한다. 동시에 조선의 명의 이제마 선생이 정립한 사상의학과 많은 공통점이 있다. 히포크라테스가 주장한 4체질설이 관념적이라면 이제마선생이 정립한 사상체질은 과학적이고 실용적이다.

체질 분류는 상당히 어렵다. 모든 인간은 다면적이기 때문이다.

어떤 사람은 몸에 열이 많은 것 같으면서도 없다. 또 어떤 사람은 정열적이고 활동적인 것 같으면서도 소극적이고 수동적이다.

물론 체질 판별이 쉬운 사람도 있다. 예를 들어 몸집이 좋고 뼈가 굵으며 큰 얼굴에 듬직하고 안정된 인상을 준다면 거의 태음인이다. 게다가 식성이 좋고 말술을 즐긴다면 태음인일 확률이 더욱 높아진다. 하지만 이렇게 뚜렷한 성향을 보이는 사람은 흔하지 않다. 심지어 위의 경우처럼 일반적인 특징은 누가 보더라도 태음인인데 분석 결과 소음인이거나 소양인으로 판명되는 경우도 있다. 마찬가지로 태양인의 모든 특성을 완벽하게 갖추고 있는데 소음인으로 판명되는 극단적인 경우도 있다. 나중에 구체적으로 이야기하겠지만 이것은 사주상 오행의 '금金' 기운 때문이다. 의학적으로는 소음인이지만 역학적으로는 사상체질의 태양인과 거의 똑같은 금金의 기운을 가진 사람이기 때문에 태양인처럼 보이는 것이다. 중요한 건 태양인에게 맞는 음식과 맞지 않는 음식, 소음인에게 맞는 음식과 맞지 않는 음식은 전혀 다르고, 식생활이 뒤바뀌면 치명적인 결과를 초래할 수도 있다는 점이다. 이게 바로 사상의학과 음양오행을 동시에 고려해야 하는 결정적인 이유다.

의학과 역학의 공존과 조화에 대한 이해가 없다보니 가는 곳마다 체질 감정 결과가 다르게 나오고, 제대로 된 결과를 접해도 석연치 않은 기분이 드는 것이다. 앞에서도 잠깐 언급했지만 타고난 체질은 절대 바뀌지 않는다. 소양인은 죽을 때까지 소양인이고 처음부터 끝까지 100% 소양인이다. 요즘은 '소음인 30%, 태음인 20%, 태양인 30%, 소양인 20%' 같은 체질 감정까지 행해지고 있다. 다시 한 번 이야기하지만 '복합 체질'은 존재하지 않는다. 각 체질에 목, 화, 토, 금, 수의 기운이 작용할 뿐이며, 그렇게 사상체질과 오행체질이 접목된 20개의 체질이 존재한다. 사상체질은 음식의 종류와 관련이 있고 오행체질은 그 맛과 관련이 있다. 이 둘은 구별되는 것이지 분리되는 것은 아니다. 이제 음식과 맛의 궁합은 뒤에서 하나씩 예를 들어가며 설명하겠다.

8체질, 10체질 이론의 오류

음양오행의 음과 양인 음인·양인 두 체질은 사상의학상 음인은 소음인과 태음인으로, 양인은 소양인과 태양인으로 나뉜다. 여기서 분명히 짚고 넘어가야 할 것이 있는데, 사상의학은 종족에 급수를 매기는 우생학이 아니라는 사실이다. 소음, 소양, 태음, 태양은 각기 다른 체질의 종류일 뿐이다. '소少'와 '태太'라는 어감에서 오는 선입견, 즉 소음인은 왠지 소인小人인 것 같고 태양인은 왠지 태양의 기운을 받은 범상치 않은 종족인 것 같은 느낌은 그저 느낌에 불과할 뿐 아무 근거가 없다.

금양	금음	목양	목음	수양	수음	토양	토음

　　체질과 관련한 확실치 않은 이론이 두 개 더 있다. 하나는 임상실험이나 유사 임상실험의 근거와 자료도 없이 통용되고 있는 8체질의학이고, 다른 하나는 음양과 오행만으로 체질을 분류하는 10체질론이다.

　　8체질의학은 오장육부의 크기에 따라 사람의 체질을 금양, 금음, 목양, 목음, 수양, 수음, 토양, 토음의 8가지로 나누고 각 체질에 따른 식생활 개선 및 약 처방, 침 치료 등을 한다. 논리적으로는 언뜻 수긍이 가는 이론이지만 실제 진단과 처방, 그리고 그 결과를 보면 위험하기 짝이 없다. 체질은 실제로 질환이 있거나 몸 상태가 좋지 않을 때 음식과 약을 써본 후 그 반응과 결과를 정립해 분류하는 것이지 심리, 체형, 맥의 종류 등을 기준 삼아 임의적으로 분류하는 것이 아니기 때문이다. 다음은 8체질의학의 위험성을 방증하는 실례다.

　　국회의원 보좌관이었던 40대 초반의 선배가 있다. 그는 체질 이론에 관심이 많고 특히 8체질의학을 철석같이 믿어서 그 이론에 따른 식생활을 철저하게 해왔다. 8체질의학에 의하면 그는 목양인

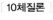
[10체질론]

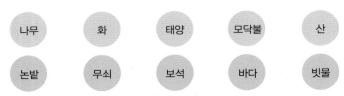

이었고, 목양인에게는 모든 종류의 육식이 유익하다는 유사 처방을 받아 평소 돼지고기와 닭고기를 매우 즐겼다. 그런데 날이 갈수록 손목과 각 관절이 뻣뻣하게 굳어갔고, 의자나 벽에 팔다리를 부딪치면 쉽게 멍이 생겼으며 그 멍은 몇 개월이 지나도록 없어지지 않았다. 이것은 혈액순환이 원활하지 않을 때 나타나는 증상이다.

사상의학적으로 그는 태음인이다. 태음인에게 돼지고기, 닭고기는 아주 좋지 않다. 이 두 고기를 섭취하면 피의 점성이 높아져 혈액순환에 장애가 생긴다. 잘못된 지식으로 인해 오히려 몸이 더 나빠진 것이다. 현재 사상의학과 음양오행을 접목해 내린 처방으로 식생활을 바꾼 그의 몸은 전과 다르게 많이 좋아졌다. 물론 8체질의학 이야기는 지금 입 밖에 꺼내지도 않는다.

다음은 10체질론이다. 이 이론은 음양과 오행만으로 체질을 분류한다. 10개의 체질은 나무, 화, 태양, 모닥불, 산, 논밭, 무쇠, 보석,

바다, 빗물로 나뉜다. 이것은 목·화·토·금·수의 오행을 음·양으로 곱한 것이다. 여기에는 두 가지 오류가 있다.

첫째는 8체질의학과 마찬가지로 이론적으로는 설득력이 있지만 검증된 임상 데이터가 없다는 것이다.

둘째는 음양오행은 사주를 풀어서 나오는 역학적인 결과에 불과하고 앞에서 언급한 것처럼 하나의 작품으로 치자면 무늬고 그림일 뿐이기 때문에, 바탕이 되는 종이인 의학적 토대를 생략하면 존재 자체가 불가능하다는 것이다.

결국 중요한 것은 의학과 역학의 접목이다. 음과 양이 과학적으로 발전한 사상의학, 그리고 역학 고유의 기능과 역할을 가지고 있는 오행의 결합만이 온전한 체질 분류를 내릴 수 있다.

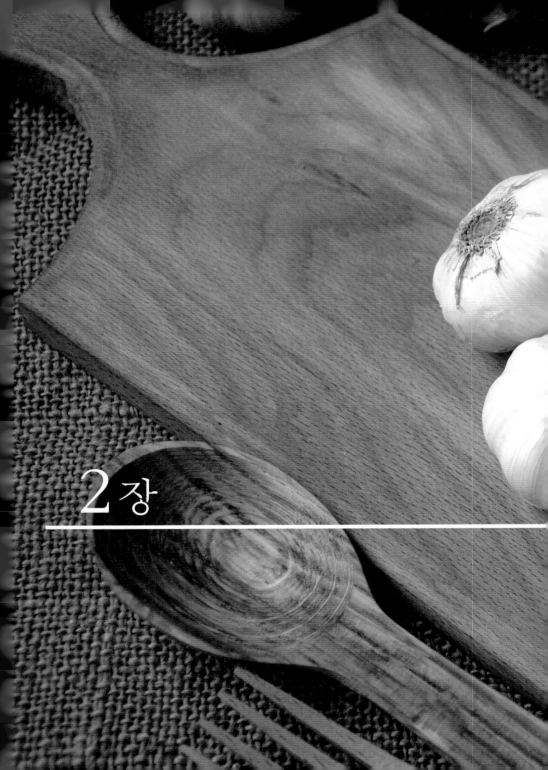

2 장

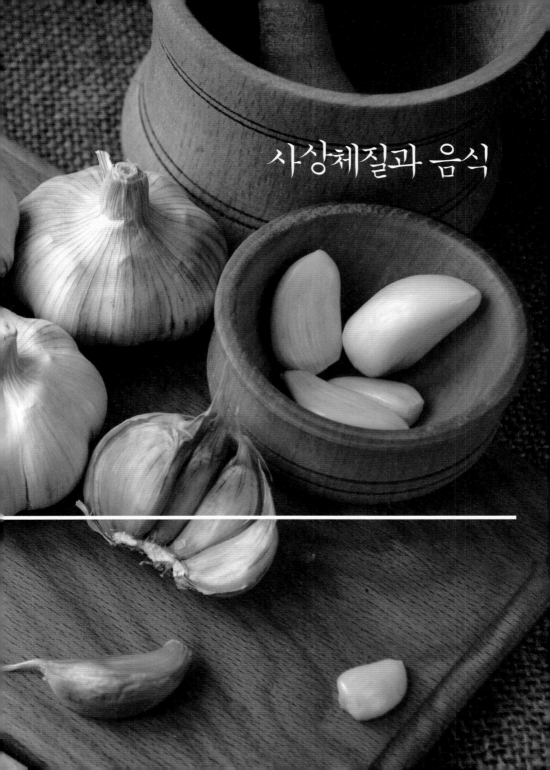

사상체질과 음식

골고루 잘 먹으면 병나고
가려 먹으면 건강해진다

이제마 선생의 《동의수세보원東醫壽世保元》에 소개된 사상의학은 장기 기운의 강약(넘치는 것과 모자란 것)이 심리적 성향, 성격, 기질 등과 어떻게 관련되어 있는지를 이론과 실제 데이터를 통해 집대성한 체질의학이다. 이제마 선생은 세상을 떠나기 전에 "사상의학은 100년 후에나 대중적으로 인정받게 될 것"이라고 했다. '없어서 못 먹던 시대'에 '가려 먹어야 한다'는 이야기는 설득력을 얻지 못했기 때문이다. 그리고 그가 세상을 떠난 후 100년이 지나자 정말로 사상의학이 대중적으로 인정 받기 시작했다. 없어서 못 먹던 시대는 가고 너무 잘 먹어서 병이 나는 시대가 왔다. 가려 먹어야 하는 시대가 온 것이다.

20~30년 전, 초·중등학교에서 식생활 관련 교육을 할 때면 반드시 강조하는 이야기가 있었다. '영양은 골고루, 편식은 금물, 영양 많은 돼지고기·닭고기·계란 섭취' 등이 그것이다. 도시락 밥에는 반드시 보리가 일정 비율 이상 섞여야 했고, 쌀밥만 먹거나 편식을 하면 키가 크지 않고 영양실조에 걸린다는 이야기를 들어야 했다.

웰빙, 잘 먹고 잘 사는 법 등 식생활에 대한 관심이 그 어느 때보다 높은 지금도 이러한 인식은 크게 변하지 않았다. 과연 누구에게나 다 좋은 음식이 존재하고 골고루 잘 먹어야 건강해질까? 결론부터 말하자면 그렇지 않다. 그 정반대다. 한마디로 골고루 잘 먹으면 병나고 까다롭게 가려 먹으면 건강해진다는 말이다.

한때 드라마 〈허준〉 열풍으로 매실 값이 폭등한 적이 있었다. 드라마에서 전염병을 이겨내는 힘을 주는 과실로 소개된 매실은 거의 만병통치약으로 알려지며 큰 인기를 얻었다. 하지만 매실을 넣은 차, 술 등을 마시고 오히려 알레르기 증상을 보인 사람도 있었고 위가 깎이는 듯한 통증을 느낀 사람도 있었다. 어디 매실뿐인가. 밭에서 나는 소고기라며 영양 만점의 곡물로 알려진 콩도 먹으면 속이 더부룩해지고 탈이 나는 사람이 있고, 몸보신에 좋다는 소뼈곰국이나 소고기를 먹으면 설사를 하는 사람도 있다. 중요한 것은 이러한 부작용이 어쩌다 한두 명에게 나타나는 희귀 현상이 아니라 군(群)을 이루며 나타난다는 사실이다. 이러한 예는 아주 흔하다. 식사 후에 졸음이 오는 증상인 식곤증도 체질과 음식의 불일치 때문이다. 우울증, 신경질, 욱하는 성격, 염세적인 성향 등도 잘못된 식생활에서 비롯된 경우가 많다.

세상에는 맛있는 음식도 많고 몸에 좋은 음식도 많다. 그런데 우리는 음식의 맛과 영양, 외적인 모양만을 중요시할 뿐 그 음식을 먹는 사람의 체질은 전혀 고려하지 않는다.

오렌지와 키위로 예를 들어보자. 우리는 과일의 맛과 외적인 모양, 그리고 과일이 가진 비타민의 종류와 양만을 따진다. 체질에 따라 같은 비타민도 키위로 섭취하면 보약이 되고 오렌지로 섭취하면 독이 될 수도 있다는 사실은 전혀 생각하지 않는다. 소음인과 태음인이 키위를 먹을 경우, 당장은 입안에 느껴지는 시고 단 맛에 비타민을 잘 섭취했다고 생각할 수 있다. 하지만 키위의 찬 기운은 소음인, 태음인 체질과 충돌해 대장에 좋지 않은 영향을 주며 이는 변비와 알레르기, 아토피로 이어지기도 한다.

하지만 소양인, 태양인에게는 훌륭한 비타민 섭취원이다. 체질에 따른 식생활의 중요성은 아무리 강조해도 지나치지 않다. 이때 섭취

하는 음식에는 과일뿐 아니라 세상에 존
재하는 모든 동식물, 인간의 입으로 들어
가는 모든 물질이 포함된다.

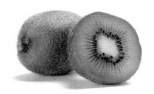

이 장에서는 소음인, 태음인, 소양인,
태양인의 체질적 특징과 각 체질에 맞는
음식과 맞지 않는 음식을 살펴보기로 한
다. 다시 한번 강조하지만, '맞는 음식'과
'좋아하는 음식', '맞지 않는 음식'과 '싫어

키위의 찬 기운은
소음인과 태음인
체질과 충돌해
부작용을 일으킬
수 있다

하는 음식'은 일치할 수도 있고 일치하지 않을 수도 있다. 중요한 것
은 좋고 싫음의 취향이 아니라 체질에 맞는가 안 맞는가에 대한 판단
과 선택, 그리고 노력이다.

소음인
少陰人

소음인은 음식을 먹다 탈이 나기 가장 쉬운 체질이다. 기름진 음식과 진수성찬이 부담스러운 체질인 것이다. 소음인에게 음식 욕심은 치명적이다. 괴롭겠지만 평생을 소식하고 음식을 조심해야 한다.

오장육부의 기운

신장의 기운이 넘치고 비장의 기운이 모자란 사람

신대비소 腎大脾小

크다는 의미의 '대大'를 문자 그대로 '크다'는 의미로 해석하면 안 된다. 상대적으로 '기운이 넘치는 것'이라고 이해해야 한다. 사실 사상체질에 대한 오해는 이 '대'의 의미를 '크다, 좋다'로 이해하는 데서 시작된다고 해도 과언이 아니다. 공자는 《논어論語》 '선진편'에서 "지나친 것은 미치지 못한 것과 같다過猶不及"고 했다. 사상의학에서도 마찬가지다. 사상체질의 '대'와 '소'는, 어느 것이 더 좋고 나쁜지를 굳이 저울질하자면, 똑같다.

여러 장기 중 왜 신장과 비장을 상대적인 장기로 묶어 놓았을까. 신장은 신체에서 수분 균형을 유지하고 대사 노폐물을 내보내는 기관이고 차가운 기운을 만들어낸다. 따라서 신장의 기능이 좋다는 것은 몸이 냉할 수 있음을 의미한다. 주먹만한 크기의 비장은 많은 혈액이 공급되는 기관이다. 림프절이 림프액을 걸러준다면 비장은 혈액을 걸러준다. 한의학에서는 비장을 토土로 보는 경향이 있는데, 피와 열에 관여하기 때문에 토와 더불어 오행상 화火로도 봐야 한다.

비장의 기운이 상대적으로 모자라다는 것은 피의 흐름이 원활하지 않고 그 양도 적다는 말이다. 그러다 보니 소음인은 상대적으로 만성 빈혈을 많이 앓고, 이른바 '비위가 상하는' 경험도 자주 한다. 손발이 차거나 쉽게 피곤해지는 경향도 있다.

비장이 약하면 췌장이 약하고, 비장과 췌장이 약하면 위도 약하다. 대부분의 소음인들은 위가 약하고 소화력이 떨어진다. 이 때문에 독한 술을 마시면 구토감이 일기 쉽고 과식을 하면 체하거나 괴로운 기분을 느낀다. 그렇다고 모든 소음인이 소화불량을 겪는다는 말은 아니다. 소음인인데 소화가 잘된다면, 그것은 건강하다는 증거다.

소음인은 음식을 먹다 탈이 나기 가장 쉬운 체질이다. 기름진 음식과 진수성찬이 부담스러운 체질인 것이다. 소음인에게 음식 욕심은 치명적이다. 괴롭겠지만 평생을 소식하고 음식을 조심해야 한다. 건강했던 동네 노인이 음식을 잘못 먹고 체해서 며칠 앓다가 죽는 경우를 보았다. 수명이 다했다고 말할 수도 있지만, 사상의학은 다른 원인을 찾는다. 바로 체질과 음식의 불협화음이다. 만약 당신의 부모님이 소음인이라면 기름진 음식, 진수성찬을 대접하는 일은 건강을 해치고 수명을 단축시킨다는 사실을 잊지 말아야 한다. 부모님에게 오해 없이 설명하기 쉽지는 않겠지만 말이다.

기질과 성향

사랑의 깊이가 남다르고
생각이 많다

한 국인은 음인陰人이 많다. 필자의 경험에 따르면 소음인과 태
음인은 비슷한 비율로 존재한다. 소음인은 차고 습해지기 쉬
운 체질이기 때문에 따뜻하고 건조한 음식을 먹는 게 좋다. 체온도
따뜻하게 유지해야 하며, 한여름에도 따뜻한 물로 샤워를 해야 혈액
순환이 잘돼 피부가 고와지고 몸이 유연해진다. 즉 차가운 기운을 따
뜻하게 하고 습한 기운을 건조시켜야 신체의 균형이 이뤄진다.

　신장은 남성의 정력과 관련이 있다. 그래서 소음인 남성은 태생
적으로 정력이 강하고 섹스를 좋아한다. 다만 화火의 기운이 약하다
보니 표현에 서툴고 상상에 그치는 경우도 많다. 하지만 사랑하는 사

람과 사랑을 확인할 때는 물고기가 물속을 헤엄쳐 가듯 그 힘을 자유롭게 표현하기도 한다. 오행상 수水 기운이 강한 소음인 남성이라면 더욱 그렇다. 그러나 젊은 시절 강한 기운만 믿고 정력을 절제하지 않았다가는 기운이 떨어져 신장질환을 얻기도 한다. 다시 한번 이야기하지만 넘치는 것은 모자라는 것만 못하다.

소음인 여성은 자녀 욕심이 많으며 임신이 잘된다. 못 먹고 못 입던 시절 어머니들이 작은 체구에도 자녀를 많이 낳을 수 있었던 이유는 그녀들이 소음인 체질이었기 때문일 것이다. 출산은 넘치는 수水 기운을 해소하는 과정이기 때문에 일반적인 소음인 여성은 출산을 하면 잔병이 사라지고 건강해지며 심지어 더 젊어지기까지 한다. 그런데 오행상 수水 기운이 강한 소음인 여성은 혼자 살면 자궁 질환을 앓을 가능성이 높다. 소음인 자체가 수水 기운인 데다 오행상의 수水 기운까지 더해지니 고인 물이 썩는 것과 같은 이치다. 또한 소음인은 사랑의 크기와 깊이가 남다르고, 사랑에 대한 집착도 강하다. 배우자가 바람을 피울 경우, 그 배우자를 용서해줄 수 있는 소음인은 드물다. 용서한다고 해도 평생 동안 그 상처를 잊지 못한다. 사랑이 큰 만큼 배신감 또한 크게 느끼는 사람이 바로 소음인이다.

체력이 강하지 않은 소음인은 육체노동보다는 정신노동이 훨씬 수월하다. 생각이 많고 행동력이 약하기 때문이다. 치밀하게 분석하

는 것을 좋아하고 논리를 중히 여긴다. 특정 분야에 몰두하는 마니아
적인 기질을 보이기도 한다. 이러한 특성 덕분에 학자, 연구원 등 두
뇌를 쓰는 직업 분야 종사자의 상당수는 소음인이다. 이러한 통계 자
료는 역으로 직업을 선택하거나 인력을 배치할 때 염두에 두고 활용
할 수도 있다. 소음인 직원에게 불특정 다수를 대상으로 하는 영업을
시키면 결과는 불 보듯 뻔하다. 회사도 손해고 직원도 하루하루가 괴
로울 것이다.

음식 궁합

삼계탕은 약이고
돼지고기는 독이다

찹쌀과 대추, 인삼은 소음인에게 보약이다. 이 모두가 어우러진 삼계탕은 완벽한 소음인 음식이다. 실제로 삼계탕은 소음인의 위장 기능을 좋게 해주고 혈액순환을 도와 피부도 곱게 만들어준다. 복날에 삼계탕을 먹으면서 더위를 잊고 기운을 차리는 체질이 바로 소음인이다.

하지만 많은 기름 섭취는 좋지 않다. 체질에 맞는 닭고기, 꿩고기, 양고기, 개고기, 염소라도 많이 먹는 것은 좋지 않다는 말이다. 닭고기의 경우 기름을 뺀 훈제, 전기구이, 삼계탕이 좋다. 그리고 크게 유행한 '불닭'도 좋지만 너무 자극적이면 안 된다. 소음인의 약점인 위

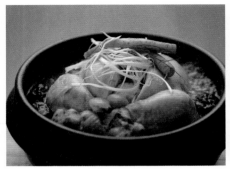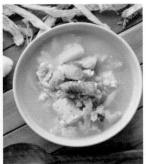

에 부담이 가기 때문이다. 불닭처럼 지나치게 매운 닭 요리를 먹고도 탈이 없다면 일단 건강하다고 보아도 된다. 하지만 방심은 금물이다. 위장 기능은 갑작스럽게 떨어질 수 있기 때문이다.

북엇국은 언제라도 자주 먹을수록 좋다. 북어는 기름기가 없고 담백해 먹기에 부담이 없기 때문이다. 잘 알려진 것처럼 북엇국은 술 마신 다음날 해장을 돕고 몸 안의 독소를 빼주는 효과가 있다. 하지만 이 효과는 소음인만 경험할 수 있다. 소음인이 평소 북엇국을 즐겨 먹으면 한겨울에도 추위를 타지 않는다. 태음인, 소양인, 태양인이 북엇국을 먹으면 우선 시원하고 개운한 맛에 기분은 좋아지겠지만, 장기적으로 먹을 경우 혈압이 높아지고 몸이 건조해지는 부작용이 일어날 수 있다.

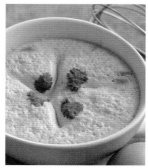

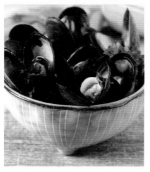

달걀은 특히 찜으로 먹으면 좋다. 소음인에게 달걀은 살찔 염려 없이 위를 따뜻하고 부드럽게 해주고, 피로를 풀어주는 음식이다. 글자 그대로 완전식품인 셈이다.

홍합은 피를 맑게 하고 부기를 빼준다. 소음인 여성들은 출산 후 미역국보다 홍합을 넣은 국을 먹으면 기력 회복에 도움이 된다. 미역국에 소고기 대신 홍합을 넣어도 좋다.

조기 굴비, 멸치, 명태는 눈을 밝게 하고 간의 기능을 좋게 하며 위장의 기능을 도와 소화가 잘되게 한다. 따라서 헛구역질이 잦고 비위가 잘 상하는 소음인에게 아주 좋다. 또한 잘 알려진 것처럼 이러한 어류는 관절을 튼튼하게 해주고 빈혈을 없애준다. 마른 멸치를 안주 삼아 술을 마시면 숙취가 빠르게 해소된다.

김치는 배추김치보다는 갓김치가 좋다. 갓김치는 위장병을 예방하고, 헛구역질이 나거나 밥맛이 없을 때 특효가 있는 음식이다. 소음인이 갓김치와 밥을 즐겨 먹으면 살이 찌지 않는다. 또한 손발이 따뜻해지고 빈혈이 없어지며 저혈압이 조절된다. 갓김치 특유의 강한 맛이 먹기에 부담스러우면 갓김치찌개를 끓여 먹도록 한다.

쑥갓은 암 예방 및 항암 효과가 있다. 또한 피를 맑게 해주고 해독 효과도 있다. 가벼운 위장 질환은 쑥갓 복용으로 거뜬히 치료할 수 있다. 소음인에게 쑥갓은 신비로울 정도로 크고 강한 효과를 가져다주는 명약 같은 음식이다.

소음인에게 감자와 양배추는 어떻게 해서 먹어도 좋은 음식이다. 감자는 쌀을 대체할 수 있을 정도로 잘 맞는 음식이며 양배추는 찬 몸을 따뜻하게 해줄 뿐 아니라 위를 부드럽게 해 소화제 기능을 도와준다. 일본에 '캬베진キャベジン'이라는 대중적인 소화제가 있다. 이 소화제의 주성분이 바로 양배추다. 양배추는 이미 위염, 위궤양 환자들의 치료식으로도 잘 알려져 있다. 하지만 소음인이 아닌 다른 체질의 사람들에게는 큰 효과가 없다. 그럼에도 이 소화제가 일본에서 가장 대중적인 이유는 대부분의 일본인이 소음인이기 때문일 것이다.

복숭아는 열이 많은 과일로, 체내 노폐물의 배설을 도와주고 피부를 고와지게 만들며 속을 따뜻하게 해준다. 특히 밤에 먹고 자도 좋은 과일이다. 먹고 잔 다음날 소변을 시원하게 볼 수 있고 변비에도 좋다. 통조림 복숭아도 신선한 복숭아 못지 않은 효과를 낸다.

생강차를 꾸준히 마시면 여름에도 더위를 잊을 수 있다. 겨울에

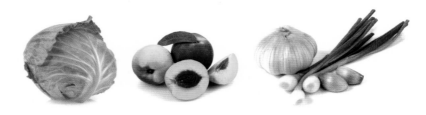

는 감기 예방은 물론 편도선이 붓는 증상도 없어진다. 식후에 마시면 소화제 역할을 하기도 한다. 생강을 말린 편강을 술안주 삼아 먹으면 숙취는 물론 음주 후 매스꺼움까지 없애준다. 특히 귤껍질과 함께 달여서 마시면 더욱 좋다.

술 또한 따뜻하게 데운 청주(정종)나 소음인에게 맞는 재료로 담근 것이 좋다. 술에서 빨리 깨고 숙취도 심하지 않으며 숙면도 가능하다. 증류식의 쌀, 찹쌀로 만든 경주법주나 안동소주는 소음인의 술이다. 체질에 맞는 술을 적당히 마시면 약주가 된다.

마늘과 파는 소음인에게 정력제의 효과가 있고, 신경세포의 면역력을 높여 각종 질환을 예방하고 노화를 막아준다.

인삼은 대표적인 소음인 약재다. 어려서부터 인삼을 많이 먹으면 식욕이 좋아지고 겨울에도 손발이 뜨거워 추위를 잘 타지 않는 건강한 체질이 된다. 소음인은 소음인이되 소양인처럼 겨울에도 강해질 수 있는 것이다.

한국인에게 가장 인기 있는 육류인 돼지고기는 안타깝게도 소음인에게는 치명적이다. 돼지의 성분이 차고 습하기 때문이다. 소음인이 돼지고기를 섭취할 경우 원기가 한쪽으로 치우쳐 몸의 균형이 깨지고 위장과 신장에 질환이 생길 수 있다. 일시적으로는 정력이 좋아지는 것처럼 보일 수 있지만 결국 신장의 기운이 떨어져 정력도 빠르게 줄어든다. 신부전증 등의 신장 질환을 앓고 있는 사람들 중에 소음인이 많은 이유이기도 하다.

사실 돼지고기만큼 맛있는 음식도 드물다. 부드럽고 고소한데다 값도 저렴해 서민이 즐기기에 아주 좋다. 최근 웰빙 열풍과 맞물려 돼지고기의 각 부위별 맛과 다양한 요리법, 영양의 특징이 여러 매체를 통해 소개되고 있다. 하지만 소음인에게 이것은 다른 세상 이야기, 더 정확히 말하자면 소양인 세상의 이야기다. 부위를 막론하고 소음인에게 돼지고기는 절대적으로 해롭다.

한국인에게 돼지고기만큼 흔하고 인기 있는 것이 바로 밀가루 음식이다. 이 역시 소음인에게는 독이나 마찬가지다. 면과 빵에 대한 유혹을 이기지 못하고 밀가루 음식을 계속 섭취할 경우 헛배가 부르고 체중이 불어나며 감기, 편도선 질환 등도 쉽게 생긴다. 평소 감기, 기침, 천식을 달고 사는 소음인이라면 밀가루 음식은 반드시 피해야 한다. 또한 흰 밀가루 음식을 먹으면 신장의 기운이 약해지고 체력이 떨어져 쉽게 피로해진다. 소음인인데 머리가 무겁고 언제나 잠이 부족하며 아무리 자도 피곤이 풀리지 않는다면 역시 밀가루 섭취가 가장 큰 원인이다.

✿ 소음인 체질에 맞는 음식

육류	닭고기, 계란, 메추리알, 꿩고기, 양고기, 개고기, 염소
어패류	조기, 멸치, 쥐포, 명태(생태 동태 북어), 새우, 대구, 숭어, 미꾸라지, 장어, 홍합
채소	쑥갓, 양배추, 고추, 파, 인삼, 산삼, 옻나무, 마늘, 겨자, 생강, 후추, 갓김치, 감자, 호두
과일 열매	귤, 오렌지, 복숭아, 대추, 레몬, 유자, 헛개나무 열매
차 음료	생강차, 대추차, 유자차, 인삼차, 연한 블랙커피, 꿀차, 산양유
술	청주(정종), 청하, 산사춘(산사, 산수유 열매로 담근 술), 경주법주, 안동소주
곡물	찹쌀, 조, 참깨, 쌀

✿ 소음인 체질에 맞지 않는 음식

소양인, 태양인 체질에 맞는 음식 전부

태음인 체질에 맞는 음식(좋지도 나쁘지도 않다)

특히 삼가야 할 음식	밀가루(과자, 빵, 라면, 짜장면 등), 돼지고기(소시지, 햄 등)

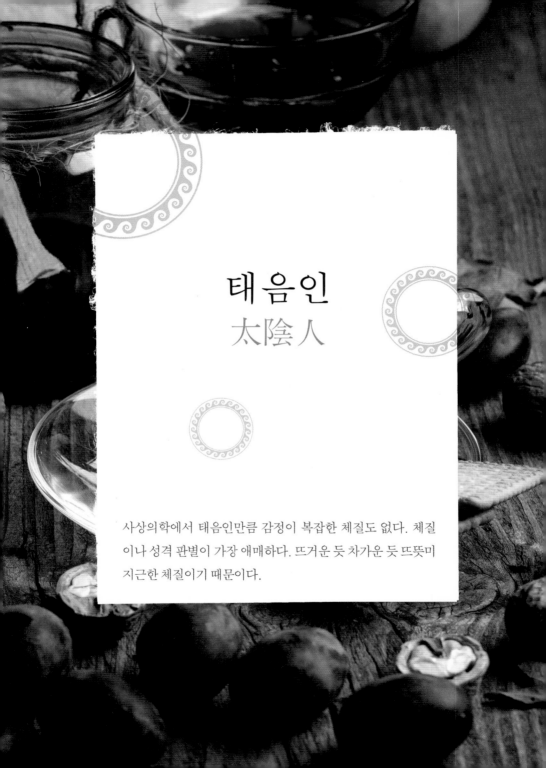

태음인
太陰人

사상의학에서 태음인만큼 감정이 복잡한 체질도 없다. 체질
이나 성격 판별이 가장 애매하다. 뜨거운 듯 차가운 듯 뜨뜻미
지근한 체질이기 때문이다.

오장육부의 기운

간의 기운이 넘치고
폐의 기운이 모자란 사람

간대폐소 肝大肺小

간은 오행상 목木 기운이고 폐는 금金 기운이다. 목과 금이 서로 대립하다 보니 넘치는 목木 기운이 부족한 금金 기운을 누른다. 간은 체내에서 가장 큰 기관이며 그 기능 또한 가장 복잡하다. 간은 소화액인 담즙을 분비하고 단백질과 탄수화물, 지방을 분해하고 영양소를 저장하는 역할을 한다. 담즙의 분비가 원활한 대부분의 태음인은 군것질을 좋아하고 먹성이 좋다는 소리를 많이 듣는다.

이외에도 간은 글리코겐과 지용성 비타민 등을 저장하며 혈액 응고 인자를 합성하는 기능, 혈액에서 노폐물과 독성 물질을 제거하고 혈액량을 조절하는 기능, 노쇠한 적혈구를 파괴하고 피를 맑게 하는 기능을 한다.

그러나 태음인은 피가 탁해지기 쉬운 체질이기도 하다. 넘치는 간의 기운에 비해 폐의 기운이 모자라기 때문이다. 폐는 숨을 쉴 수 있게 하는 기관이다. 건강한 폐는 가벼워서 물에 뜰 정도라 한다. 폐의 기능은 산소와 이산화탄소의 교환에 그치지 않는다. 폐를 통해 수분, 알코올, 약물 등 기화할 수 있는 화학 요소의 흡수·배출이 이뤄지기도 한다. 폐가 약하다는 것은 호흡, 즉 산소와 이산화탄소, 수분·알코올·약물의 흡수와 배출이 원활하지 않다는 의미다.

산소와 이산화탄소의 교환이 잘 이뤄지지 않으면 그만큼 피 속으로 녹아 들어가야 할 산소의 양이 줄어든다. 피가 잘 안 통한다거나, 피가 탁해진다는 말은 모두 피에 산소가 원활하게 공급되지 않는다는 의미다. 태음인이 쥐가 잘 나거나 신체의 특정 부위가 잘 저리고 뭉치는 것은 이러한 간대폐소의 특징 때문이다.

폐의 기운이 모자라면 산소의 공급이 원활하지 않아 피부에 멍이 들면 없어지는 데 오랜 시간이 걸린다. 또 폐의 면역력이 좋지 않아 공기로 전염되는 바이러스에 유난히 약하다. 혈액이 잘 돌지 못하고 피부가 숨쉬기 어렵다 보니 아토피성 질환에도 거의 무방비 상태다. 실제로 아토피성 질환을 지닌 사람 대부분이 태음인이다.

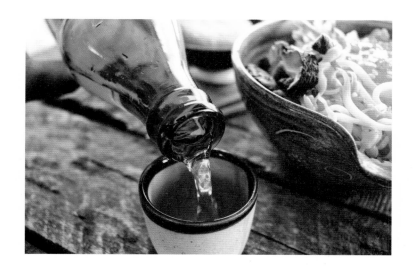

간의 기운이 넘치는 태음인은 그 누구보다 술을 좋아한다. 술은 오행상 화火로 보는데, 목木에 해당하는 간의 기운이 화火의 에너지를 받아들이면서 '화화火化'해 간의 목木 기운이 약해져 다른 장기와 균형이 맞춰지기 때문에 상당수의 태음인은 주량이 세고 그만큼 술을 좋아한다.

하지만 넘치는 간의 기운만을 믿고 한계 이상으로 마시거나 심리적·습관적으로 술을 마시면 타고난 간의 기운이 고갈되어 간 질환을 앓고 심한 경우 목숨을 잃을 수도 있다. 앞에서 이야기한 것처럼 사상의학에서 어느 기운이 넘치는 것은 그 기운이 모자란 것과 같다.

아니, 오히려 모자란 것만 못하다. 이 점을 반드시 염두에 둬야 한다.

어떤 태음인 체질의 사람은 술이 깰 것 같은 느낌이 들면 기분이 나빠져 깨기 전에 더 마시고, 그러다 보면 밤을 샌다고 한다. 그렇게 밤새 술을 마셔도 잠깐 눈을 붙이고 나면 다음날 멀쩡하다는 사람도 있다. 뒤에서 구체적으로 이야기하겠지만, 사주 오행상 목木의 기운이 많은 태음인의 경우에는 더욱 그럴 수 있다. 반면 태음인이지만 목木이나 화火의 기운이 부족하다면 술을 한 잔도 못할 수 있다. 이것이 태음인이라고 해서 무조건 술이 세다고 단정 짓지 못하는 이유다.

기질과 성향

간처럼 입도 무거운 사람

태음인의 주거 공간에서 가장 중요한 것은 공기다. 태음인은 언제나 맑은 공기를 마시며 살아야 한다. 차고 건조해지기 쉬운 체질이기 때문에 추운 겨울에는 방바닥이 따뜻해야 하지만, 바람이 조금 들게 해야 데워진 공기 때문에 답답해하는 일이 없다. 가습기를 통해 건조한 공기를 조절해주는 것도 좋다.

샤워는 미지근한 물로 해야 좋다. 손은 따뜻한 물로 씻어도 되지만 세수는 찬물로 하는 편이 좋다. 태음인에게 반신욕은 매우 좋지 않다. 뜨거운 열기가 머리끝에 모여 두통을 일으키고, 혈압이 올라가면서 짜증이 날 수도 있다.

　사상의학에서 태음인만큼 감정이 복잡한 체질도 없다. 체질이나 성격 판별이 가장 애매하다. 뜨거운 듯 차가운 듯 뜨뜻미지근한 체질이기 때문이다. 태음인의 성향은 크게 둘로 나뉜다. 하나는 소음인에 가까운 태음인이고, 하나는 소양인에 가까운 태음인이다. 이렇게 서로 다른 두 체질의 성향은 유독 태음인에만 나타난다.

　태음인이지만 마른 체질에 성격이 급하고 열이 많으며 자기표현을 잘 하면 소양인으로 착각하기 쉽다. 좋아하는 음식이나 겉으로 드러나는 성향만을 보았을 때 그렇다. 마른 태음인일수록 폐가 약한 태음인의 특징이 더욱 두드러진다.

　폐 질환 중에 '기흉氣胸'이라는 병이 있다. 가슴막 안에 공기가 차면서 점점 늘어나 폐가 눌려 쭈그러드는 병이다. 기흉은 유독 마른 체질의 태음인에게 잘 일어난다. 적당한 체격을 지닌 태음인이 어느 날 갑자기 살이 빠진다면 기흉에 걸렸을 확률이 아주 높다.

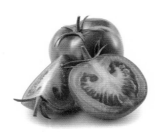

토마토는
태음인에게 약이나
마찬가지다.

　'폐기종肺氣腫' 역시 또한 태음인에게 자주 나타나는 질환인데, 기흉과 반대로 폐에 공기가 차서 비정상적으로 팽창하는

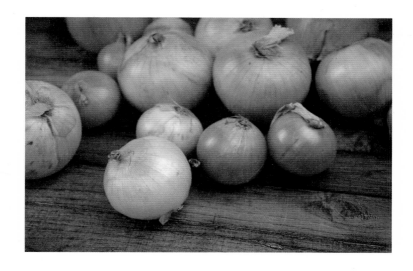

병이다. 폐기종에는 토마토가 탁월한 치료 효과가 있다는 연구 결과가 있다. 토마토는 태음인에게 약이나 마찬가지인 채소다. 우연의 일치가 아니라 사상의학의 체질식이 다른 통로로 검증된 것이다.

당뇨병에는 양파가 좋다고 알려져 있다. 이 당뇨병 역시 태음인들이 잘 걸리는 질환이다. 양파는 토마토와 마찬가지로 태음인에게 약이 되는 채소다. 이러한 예는 태음인에게 잘 맞는 음식의 개수만큼이나 많다.

소음인에 가까운 태음인은 소음인과 마찬가지로 몸이 차갑고 소화기관이 약하다. 거기다 자주 우울해하고 움직이는 것을 좋아하지

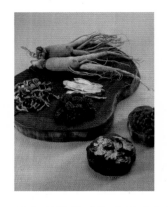

않는다면 소음인으로 오해받기 쉽다. 하지만 태음인은 처음부터 끝까지 태음인이다. 소양인처럼 보이는 태음인이든 소음인처럼 보이는 태음인이든 몸에 맞는 음식은 태음인에게 맞는 음식뿐이다. 이들이 소양인이나 소음인에게 맞는 음식을 장기적으로 섭취할 경우 심한 부작용이 일어날 수 있다.

약 잘못 먹고 생긴 병에는 약도 없다. 실제로 한약을 잘못 먹어서 몸이 망가진 사람들을 쉽게 볼 수 있다. 수술을 잘못해서 의료 사고가 나면 바로 티가 나지만, 한약을 잘못 먹어 생긴 병은 속으로 망가지기 때문에 어디 가서 하소연 할 데도 없다. 몸 안의 장기, 세포들의 기운이 약해지면서 서서히 죽어가는 것이다.

그렇다면 한약의 위험성을 줄이기 위해 여러 약재를 골고루 섞어 복용하면 괜찮을까? 그렇지 않다. 아무리 몸에 좋은 약재라 해도 약초마다 지닌 고유의 독성이 있다. 드라마 〈대장금〉에서 장금이가 약초와 독초를 명확히 분류했음에도 시험에 통과하지 못했던 이유는 아무리 약초라 해도 해당 환자에게 맞지 않으면 독초가 될 수도 있다는 사실을 깨닫지 못했기 때문이다.

오히려 약초와 독초의 이름도 제대로 못 외우는 동료가 시험에 통과한 이유는 조금 아는 것보다는 아예 모르는 것이 더 나아서다. 환자와 약에 대해 한 번 더 생각하고 그만큼 진지하고 신중하게 약을 쓸 것이기 때문이다. 여러 약재를 섞어 쓰거나 몸에 좋다는 약을 너무 많이 쓰면 몸의 내성만 키우게 되어 결국 자생력을 잃고 더 큰 병을 불러 큰 화를 당한다. '약 좋다 남용 말고 약 모르고 오용 말자'라는 옛날 표어는 정말 옳은 말이다.

　　간은 무거운 기관이다. 그러다 보니 태음인 중에는 과묵한 사람이 많다. 그가 한번 입을 열면 매우 비중 있는 이야기로 받아들여진다. 묵직한 성격이기 때문에 변화가 빠른 곳에서도 자기중심, 자기 자리를 잘 지키는 사람이 많다. 반면 변화에 무뎌 자신의 세계만을 내세우려는 고집이 센 이들도 있다. 주변의 변화에 당황하지 않는 성향 덕분에 최고 요직이나 대표직에 있는 사람 중에는 태음인이 많기도 하다.

음식 궁합

홍어는 해독제고
잣은 항생제다

태음인에게 맞는 음식은 다른 체질에 맞는 음식보다 훨씬 많고 다양하다. 대부분 자극적이지 않은 담백한 맛의 음식이라는 특징이 있다.

소고기는 넘치는 간의 기운을 조절해 그와 대립하는 폐의 기운을 좋게 한다. 소고기는 지친 태음인의 기력을 회복시켜 주는 보약이나 마찬가지인데, 삼복더위에 갈비탕, 사골곰국, 설렁탕 등의 음식을 즐겨 먹으면 더위를 잊을 수 있다. 또한 땀 배출과 혈액순환을 도와 피부 미용에도 좋다. 이 밖에도 뼈가 강해지며 시력이 좋아지고 질병에 대한 면역력도 올라간다.

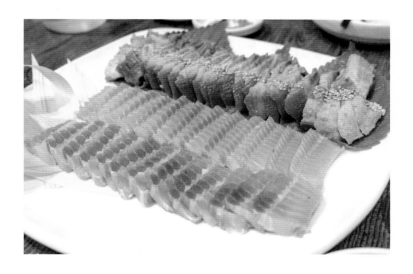

　홍어는 태음인이 먹으면 100% 효과를 볼 수 있는 훌륭한 보약이
다. 홍어는 폐에 좋고 독소 배출을 돕는다. 태음인의 기관지와 폐뿐
아니라 대장 활동을 돕기 때문에 몸 안의 이산화탄소와 변을 밖으로
내보내는 데 큰 효과가 있다.

　참치 또한 태음인의 장에 좋고, 뭉친 혈액과 근육을 부드럽게 풀
어 가벼운 몸과 고운 피부를 만들어 준다. 잉어도 마찬가지다. 태음
인이 잉어를 고아 먹으면 신진대사가 활발해져 부기가 가라앉고 피
가 맑아진다. 특히 태음인 여성이 출산 후에 꾸준히 먹으면 건강 회
복에 아주 좋다.

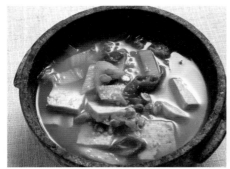 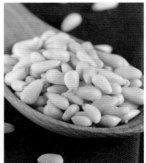

콩은 태음인의 대표적인 건강식이다. 두부나 된장찌개는 매일 먹기를 권유한다. 콩으로 만든 간장도 태음인의 소스라 할 수 있다.

부추와 양파는 피를 맑게 해주며 염증 예방에도 좋다. 앞에서 이야기한 것처럼 대부분의 태음인은 혈액순환이 잘 되지 않는다. 혈액순환이 원활하지 않으면 여드름, 뾰루지 등의 피부질환이 생긴다. 부추와 양파만 잘 먹으면 비싼 화장품 없이도 맑고 깨끗한 피부를 만들 수 있다.

태음인에게 잣은 항생제나 마찬가지다. 실제로 입병이 나서 고통스러울 때 잣을 먹으면 하루도 안 가서 그 입병이 다 낫는다.

수수로 만든 술인 고량주나 매실로 담근 매실주는 태음인에게 아주 좋은 술이다. 숙취가 줄어들고, 잘 취하지도 않으며 취하더라도

금방 갠다. 감자, 당밀, 또는 사탕수수
등을 원료로 만들어진 소주 역시 태음
인의 술이다. 소주 두세 잔 정도는 약
주다.

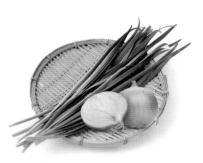

부추와 양파는 피를
맑게 해주고 염증
예방에 좋다

대부분의 맛있는 군것질거리는 밀
가루로 만든다. 밀가루 음식만 놓고 보
면 태음인은 축복받은 체질이다. 밀가
루 음식이 독이기 때문에 군침만 삼켜
야 하는 소음인과 비교해보면 더욱 그렇다. 국수와 우동, 식빵처럼
자극적이지 않고 담백한 밀가루 음식은 태음인의 뭉친 근육을 풀어
주고 혈압을 제어해준다. 하지만 몸이 차가운 태음인에게는 맞지 않
다. 밀가루가 찬 기운을 가졌기 때문이다. 소음인이나 몸이 냉한 태
음인이 밀가루 음식을 즐겨 먹으면 살이 찌고 감기, 편도선 질환 등
을 생기지만 몸에 열이 많은 태음인이 밀가루 음식을 즐겨 먹으면 체
온이 적절하게 조절되고 머리의 열도 식는다.

피곤할 때나 컨디션이 안 좋을 때는 단맛이 나는 음료나 초콜릿
을 먹으면 피로가 풀리고 호흡이 시원해진다.

우유는 태음인에게 영양제와 같은 음료다. 하지만 태음인이라 해
도 동양인에게 잘 나타나는 락토오스 과민증 때문에 우유가 몸에 잘

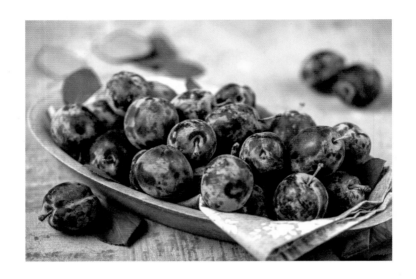

받지 않는 경우가 많다. 우유에 함유되어 있는 락토오스로 인한 과민 증은 설사, 복부 팽만 등을 일으킨다.

매실은 태음인에게 해독 기능을 하는 동시에 간의 기운을 조절해 조혈 작용을 돕는다. 속이 좋지 않을 때나 체기가 있을 때 매실 엑기스나 매실차를 마시면 효과를 볼 수 있다.

태음인은 피부 아래의 층이 두껍다. 그러다 보니 몸이 찌뿌듯하고 땀도 잘 나지 않아 몸이 자주 무겁다. 따라서 태음인은 땀을 잘 흘려야 건강해진다. 몸이 아파도 아프다는 게 믿어지지 않을 정도로 건강해 보이는 체질이다 보니 병을 키우는 사람이 많다. 예부터 병은 자랑해야 빨리 낫는다고 했다. 아무리 입이 무거운 태음인이라 하더라도 몸이 좋지 않을 때는 의사에게 알리고 치료해야 한다.

❀ **태음인 체질에 맞는 음식**

육류	|	소고기, 녹용
어패류	|	민어, 농어, 병어, 참치, 오징어, 문어, 숭어, 잉어, 꽃게, 홍어
채소	|	토마토, 무, 호박, 취나물, 콩나물, 부추, 양파, 무시래기, 미역, 다시마, 도라지, 더덕, 들깻잎, 고구마, 버섯(특히 표고버섯), 알로에, 마
과일 열매	|	배, 감, 은행, 무화과, 석류, 자몽, 파인애플, 자두, 살구, 매실
차 음료	|	율무차, 칡차, 오미자차, 둥글레차, 매실차, 우유, 발효유, 코코아차
술	|	소주, 막걸리, 매실주, 고량주
곡물	|	밀, 호밀, 땅콩, 수수, 콩, 아몬드, 잣, 옥수수

❀ **태음인 체질에 맞지 않는 음식**

돼지고기, 장어, 닭고기, 계란, 매운 양념(생강, 마늘 등), 인삼, 홍삼, 양념이 짜거나 매운 음식

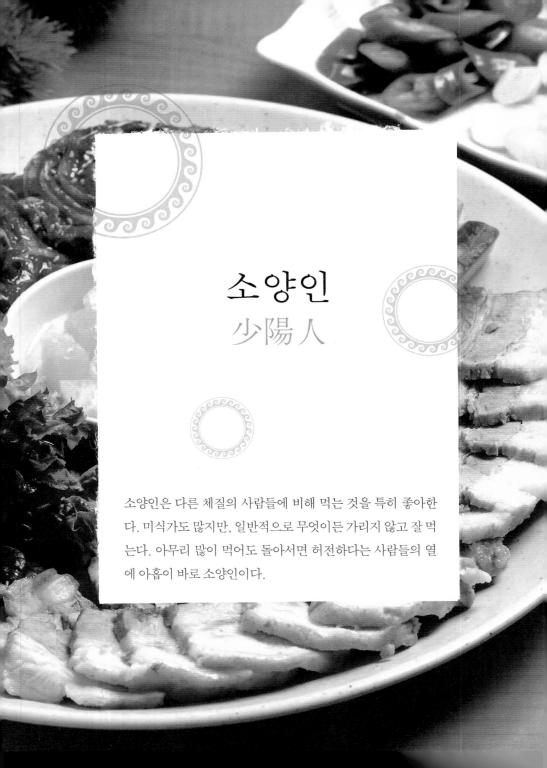

소양인

少陽人

소양인은 다른 체질의 사람들에 비해 먹는 것을 특히 좋아한다. 미식가도 많지만, 일반적으로 무엇이든 가리지 않고 잘 먹는다. 아무리 많이 먹어도 돌아서면 허전하다는 사람들의 열에 아홉이 바로 소양인이다.

오장육부의 기운

비장의 기운이 넘치고
신장의 기운이 모자란 사람

비대신소 脾大腎小

비대신소脾大腎小의 소양인은 앞에서 설명한 신대비소腎大脾小의 소음인과 반대라고 할 수 있다. 비장은 췌장과 더불어 소화와 흡수를 담당하는 기관으로 오행상 화火의 기운이 강하다. 따라서 비장의 기운이 넘치는 소양인은 뜨겁고 건조해지기 쉽다.

화火의 기운이 가슴 가까이 서려 있다 보니 심리에까지 영향을 미친다. 감정이 상하면 얼굴에 불편한 감정을 숨기지 못하고, 하고 싶은 말을 못하면 속이 터질 것처럼 답답한 감정을 느끼기도 한다. 하지만 이유 없이 생글생글 잘 웃기도 하고, 시키지 않아도 알아서 일

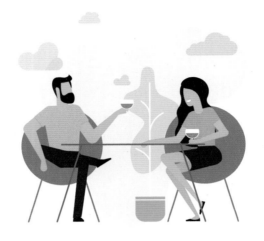

을 잘하는 사람들이 많다. 사무실 분위기를 밝고 부드럽게 만드는 사람도 대부분 소양인이다.

소양인 여성들은 이성에게 오해를 사는 경우가 많다. "저 사람, 나한테 관심 있나봐", "나를 좋아하나봐" 같은 착각을 쉽게 불러일으켜 대인 관계가 어색해지기도 한다. 하지만 이것은 바람기가 아니라 타고난 친절함과 미소에서 비롯된 오해다. 역학에서도 화火의 기운은 표현, 행위, 감정의 발산, 애정, 서두름, 열정 등의 기운을 의미하는데 소양인들은 비장과 췌장의 기운이 강하다 보니 그 화火의 기운이 심리, 적성, 성격에까지 영향이 미치는 것이다.

평소에는 잘 웃고 상냥하지만 한번 화가 나면 그 분노는 마치 폭풍과도 같아 제어가 어렵다. 이 분노는 주변 사람들을 당혹스럽게 할 뿐만 아니라 화를 내는 본인에게도 좋지 않은 영향을 미친다. 심지어 부부싸움 중에 자신의 분노를 이기지 못해 기절하는 경우도 있다.

솔직한 감정 표현을 피하고 빨리 행동해서도 안 되며 무겁고 품위 있는 이미지를 지켜야 했던 과거 유교 사회의 소양인들은 참으로 답답한 삶을 살았을 것이다. 솔직한 소양인의 모습이 당시에는 가볍고 방정맞아 보였을 테니 말이다. 하지만 시대가 바뀌었다. 주변에 영업으로 성공한 사람, 대인 관계가 원만한 사람을 보면 대부분이 소양인이다. 그들은 말하기와 사람 사귀는 것을 좋아하며 그러한 말과 대인 관계를 자신의 업무로 연결해 발전시키는 재능이 있다.

기질과 성향

시트콤 같은 인생을 산다

소 양인은 대중 앞에 자신을 잘 내보인다. 초면이라도 쑥스러움이 거의 없고, 있더라도 금방 사라진다. 무엇보다 붙임성이 좋다. 붙임성은 소양인의 트레이드마크라 해도 과언이 아니다.

소양인의 단점은 무엇인가에 진지하게 몰입하지 못한다는 것이다. 정말로 절실히 필요하다고 여기지 않으면 좀처럼 깊게 들어가지 않는다. 일반적으로 매사에 덤벙대고 해야 할 일을 잘 잊기도 한다. 소양인의 특성을 방송 프로그램에 비유하자면 시트콤처럼 밝고 가벼운 오락물이라고 할 수 있다. 또 소양인들은 변화에 민감하고 빠르게 적응하기 때문에 진부하고 따분한 것을 잘 받아들이지 못한다.

소양인 남성에게는 정력 감퇴 현상이 빠르게 나타나는 경향이 있다. 언젠가 40대 중반의 소양인 남편과 40대 초반의 태음인 아내가 자녀 문제로 상담을 의뢰한 적이 있다. 상담이 끝나갈 무렵 남편이 장난스레 자신의 정력에 대해 물었다. 그는 "아주 좋다"는 말을 듣고 싶었겠지만 원하는 대답을 해줄 수 없었다. 소양인 남성은 정력이 약하다. 혈기 왕성한 젊은 시절에야 체질을 떠나 왕성한 정력을 자랑할 수 있지만 나이가 들어가면서 정력 감퇴 현상이 심해진다. 모자란 신장의 기운이 생식기로 이어지기 때문이다.

소양인 남성은 사람들과 어울리고 농담을 주고받는 것은 무척 좋아하지만 성관계에는 무디다. 태음인 아내는 "남편의 양기는 죄다 입으로 쏟아져 나오는 것 같다"고 했다. 엄청난 정력의 소유자인 것처럼 말하지만 실제로는 그렇지 못하다는 말이었기에 모두가 웃고 말았다.

소양인 여성도 성관계에 무관심한 편이다. 사회적 활동이나 직업에서의 성취감, 자신의 일에 대한 승부욕이 강해 연애보다는 일을 더 소중히 여기는 경향이 있다. 연애를 해도 친구나 오빠 같은 편안한 관계를 선호하며 섹스보다는 서로 어울려 노는 것을 더 좋아한다.

흔히들 미쳐야 무슨 일이든 성공한다고 하는데, 소음인이 정적인

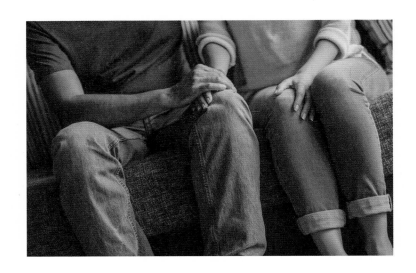

것에 집중한다면 소양인은 동적인 것에 열정을 퍼붓는다. 조용히 앉아서 그림을 그리는 화가가 소음인이라면 여기저기 뛰어다니며 결정적인 순간을 포착해내는 사진가는 소양인이라고 할 수 있다.

음식 궁합

돼지고기를 먹어야
울화병이 사라진다

열이 많고 잘 웃으며 쉽게 흥분하는 소양인에게 차고 습한 기운을 지닌 돼지고기는 최고의 명약이다. 오리고기 또한 그 성질이 차고 습해서 소양인에게는 돼지고기 못지 않게 좋다.

소양인은 비장과 췌장의 기능이 좋으며 두 장기는 장의 움직임을 활발하게 해준다. 하지만 위장의 열이 위쪽으로 솟구치기 쉬워 화를 잘 낸다. 화火 기운과 토土 기운이 강한 개고기를 먹고 나서 폭언을 하거나 싸움을 일으키는 사람들이 있는데, 이들의 대부분은 위장의 열기를 다스리지 못한 소양인이다.

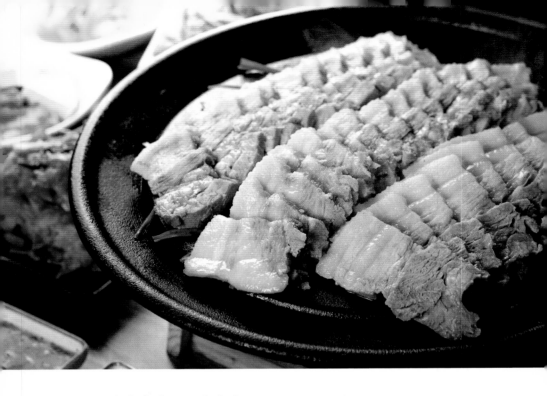

울화병이 있는 소양인이
매일 보리밥에 돼지고기 반찬을 먹고
보리냉차나 녹차를 자주 마시면
화가 줄어들고 마음이 편안해지는 데
도움이 될 것이다.

화火의 기운이 위로 치솟으면 고혈압, 심장 질환, 뇌졸중, 중풍과 같은 병으로 이어지기도 한다. 이러한 병을 예방하기 위해서는 고등어, 꽁치, 정어리 같은 어류를 자주 섭취해 혈압을 내리고 마음도 차분히 가라앉힐 수 있도록 해야 한다. 이러한 등 푸른 생선은 소양인의 노화 방지에 큰 효과가 있다.

울화병(화병火病)은 이름 그대로 하나의 '병'이다. 1996년 미국 정신과협회에서는 이 병을 '한국인에게만 나타나는 특이한 정신질환의 일종'으로 공인하고 문화결함증후군의 하나로 등재했다. 이 병을 앓는 사람의 대부분이 바로 소양인이다. 이 병은 소양인에게 맞는 음식으로 예방·치료될 수 있다. 매일 보리밥에 돼지고기 반찬을 먹고 보리냉차나 녹차를 자주 마시면 화가 잘 나지 않고 마음이 편안해질 것이다.

소양인은 다른 체질의 사람들에 비해 먹는 것을 특히 좋아한다. 미식가도 많지만, 일반적으로 무엇이든 가리지 않고 잘 먹는다. 아무리 많이 먹어도 돌아서면 허전하다는 사람들의 열에 아홉이 바로 소양인이다. 소화가 잘 되기 때문에 대식가들이 많고 기름진 음식을 즐겨도 살이 찌지 않는 '축복 받은' 체질이다. 다이어트 노력 없이도 날씬한 사람, 오히려 살찌기 위해 일부러 노력하는 사람 중에는 소양인이 많다.

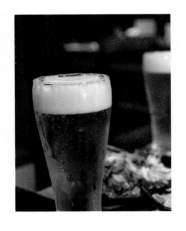

하지만 소양인이어도 울화병을 심하게 앓고 있거나 우울증에 빠진 사람은 위장의 기능이 현저하게 떨어져 음식을 거부하기도 하며, 어린 시절 몸에 맞지 않는 보약을 먹은 경우에는 커서 위장 질환으로 고생하기도 한다.

소양인은 기본적으로 잘 체하는 체질이 아니지만 가끔씩 체할 때가 있다. 고기 먹고 체한 소양인에게는 시중에 파는 소화제인 '훼스탈'이 좋다. 훼스탈의 주성분이 돼지의 비장 추출물이기 때문이다.

맥주는 차가운 기운을 가진 맥아가 원료고 일반적으로 차게 마시는 술이며 탄산까지 포함되어 소양인에게 딱 맞는 술이다. 복분자주 역시 소양인에게 잘 맞는다. 정력이 약한 소양인 남성일지라도 이 술을 마시고 나면 '요강을 깨고 늦은 나이에도 임신을 시켜 늦둥이를 보았다'라는 술에 얽힌 옛 이야기에 고개를 끄덕이게 될 것이다.

소양인이 닭고기나 매운 양념의 음식, 또는 열이 많고 건조한 성질의 소음인 음식을 먹으면 열이 화가 되어 성질을 잘 내고 말이 많아지며 심한 경우 광기까지 보인다. 이럴 때는 달콤한 맛을 가진 음식을 먹는 것이 좋다. 단맛은 화기를 식혀주기 때문이다. 달고 습한 팥을 즐겨 먹으면 마음이 편해질 것이다.

　이 밖에 바나나는 소양인의 허기진 배를 채우는 데 좋고 사과와 딸기는 몸의 열을 식히는 데 좋다. 그리고 참외는 변비를 없애준다. 거의 모든 열대 과일이 소양인에게 잘 맞는다.

❀ 소양인 체질에 맞는 음식

육류	│	돼지고기, 오리고기
어패류	│	광어, 낙지, 조개, 가물치, 붕어, 해삼, 멍게, 성게, 고등어, 갈치, 정어리, 꽁치, 빙어, 붕어
채소	│	오이, 당근, 배추, 숙주나물, 미나리, 엄나무
과일	│	딸기, 사과, 참외, 바나나, 산수유, 대부분의 열대 과일
차 음료	│	녹차, 보리차, 구기자차, 결명자차
술	│	맥주, 복분자주
곡물	│	팥, 녹두, 메밀, 보리, 홍화씨, 동부

❀ 소양인 체질에 맞지 않는 음식

소음인 체질에 맞는 음식

태음인 체질에 맞는 음식(좋지도 나쁘지도 않다)

특히 삼가야 할 음식 │ 매운 양념(마늘, 생강 등), 인삼

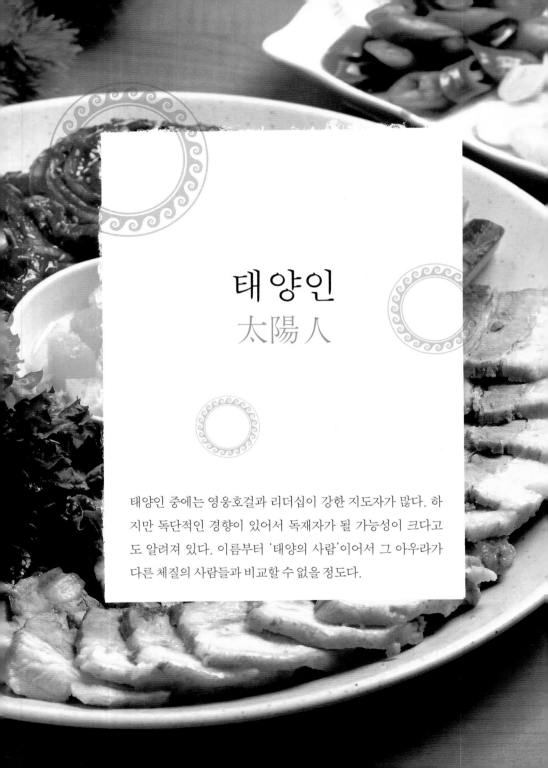

태양인
太陽人

태양인 중에는 영웅호걸과 리더십이 강한 지도자가 많다. 하지만 독단적인 경향이 있어서 독재자가 될 가능성이 크다고도 알려져 있다. 이름부터 '태양의 사람'이어서 그 아우라가 다른 체질의 사람들과 비교할 수 없을 정도다.

오장육부의 기운

폐의 기운이 넘치고
간의 기운이 모자란 사람

폐대간소 肺大肝小

폐는 피에 산소를 공급해주고 몸 안의 이산화탄소를 몸 밖으로 배출하는 기관이다. 호흡을 담당하는 폐는 뇌를 비롯한 온몸에 생명과 기운을 불어넣어 주는 기관이라 해도 과언이 아니다. 공기空氣는 비어 있는 공간空에 기운氣을 불어넣는다는 의미로 풀이할 수도 있다. 기운을 돌게 한다는 것은 생명의 시작을 의미하기도 한다. 태아의 폐는 출산 직전에야 완성되는데, 숨을 쉴 준비가 되어야 비로소 세상으로 나올 수 있기 때문이다.

굳센 기상, 용기와 신념을 의미하는 '패기'는 폐의 기운과 밀접한 관계가 있다. 그런데 패기가 지나치면 현실을 뛰어넘는 이상적인 이념에 사로잡혀 큰소리만 치는 사람이 될 수도 있다.

거듭 강조하지만 체질을 살필 때는 '과유불급過猶不及' 네 글자를 반드시 항상 염두에 둬야 한다.

기질과 성향

세상에서 고립된 리더

2002년 월드컵 때 한국 국가대표 감독이었던 히딩크의 체질에 대한 여러 기사를 읽었다. 듬직한 체형과 차분하고 냉정한 성격에 초점을 맞추었는지 태음인이라 분류한 것도 있었고, 맥주를 즐기는 네덜란드인과 다르게 유독 와인을 즐기는 그의 취향에 초점을 맞추었는지 태양인이라 분류한 것도 있었다. 심지어는 태양인과 태음인이 섞인 체질이라는 주장도 있었다.

태양인은 흔히 볼 수 있는 체질이 아니다. 이제마 선생의 저서《동의수세보원》에서도 사상체질 중 태양인은 그 숫자가 매우 적어서 관

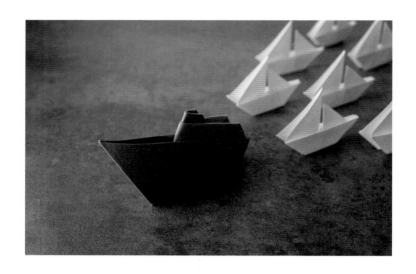

런 기록을 많이 남기지 못했다고 했다. 어떤 체질 감정 단체에서는 태양인의 숫자가 적지 않고 오히려 많다고 주장하기도 하는데, 이것 은 외모, 그리고 성격이나 기질을 가지고 체질 감정을 한 결과다. 눈 이 부리부리하고 와인을 즐기며 영웅심이 강하다고 해서 태양인인 것은 아니다.

일반적으로 태양인 중에는 영웅호걸과 리더십이 강한 지도자가 많다. 그리고 리더십이 강한 동시에 독단적인 경향도 있어 독재자가 될 가능성이 크다고 알려져 있다.

태양인은 세상사에 대한 날카로운 시각과 시선을 갖고 있으며 자신의 해석에 대한 강한 자존심이 있어서 세상에서 고립되어 외롭게 살아가기 쉽다. 화끈한 성격을 갖고 있지만 의외로 작은 것에 민감하게 반응하고 마음 상하기도 한다. 이런 성향 때문에 괜히 트집을 잡고 분란을 일으켜 분위기를 어수선하게 만든다고 생각하는 사람들이 있을 수 있다.

　물론 모든 태양인이 그렇지는 않다. 사주상 오행의 강약에 따라 겉모습과 무관하게 살 수도 있기 때문이다. 소양인이 뜨겁고 건조한 체질이라면 태양인은 뜨겁고 습한 체질이다. 따라서 오행의 화火 기운이 강하면 극단적인 태양인의 모습을 드러낼 것이며 수水 기운이 강하면 그 뜨거운 기운을 눌러 소음인의 모습을 드러낼 것이다.

음식 궁합

입이 짧고
먹을 것도 없다

태양인은 뜨겁고 습해지기 쉬운 체질이다. 따라서 차갑고 건조한 성질의 음식을 먹어야 몸이 건강하다. 무엇보다 기름기 없는 음식을 먹어야 하며 술도 삼가는 것이 좋다. 이렇듯 거의 모든 육류와 술이 해가 되는 체질인 데다 입까지 짧아 태양인의 식단을 짜는 것은 그다지 유쾌한 작업이 아니다.

희귀 질병인 '황색육아종성담낭염 Xanthogranulomatous cholecystitis' 은 태양인이 걸리는 병이다. 발병 원인이 아직 정확하게 규명되지는 않았는데, 필자의 생각에는 태양인이 평소 과음을 할 때 생기는 병이 아닐까 한다.

태양인에게 중요한 것은 정신적인 수양이다. 매너 좋고 화끈한 성격 이면에 차갑고 냉정한 이성의 날카로움이 있어 주변인은 물론이고 자신에게도 큰 상처를 입힐 수 있기 때문이다.

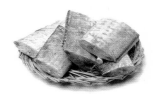

태양인은 육류보다는
해산물이 좋다

❀ 태양인 체질에 맞는 음식	
육류	맞는 육류는 없지만 먹는다면 돼지고기 중 기름기 없는 부위
어패류	전복, 해삼, 조개류, 정어리, 꽁치, 갈치
채소	배추, 산채나물, 당근
과일	수박, 키위, 머루, 산딸기, 포도
차 음료	솔잎차, 모과차, 오가피차
술	포도주, 오가피주, 머루주
곡물	메밀, 보리

❀ 태양인 체질에 맞지 않는 음식	
소양인 체질에 맞는 음식(좋지도 나쁘지도 않다)	
특히 삼가야 할 음식	술, 인삼, 녹용, 생강, 마늘

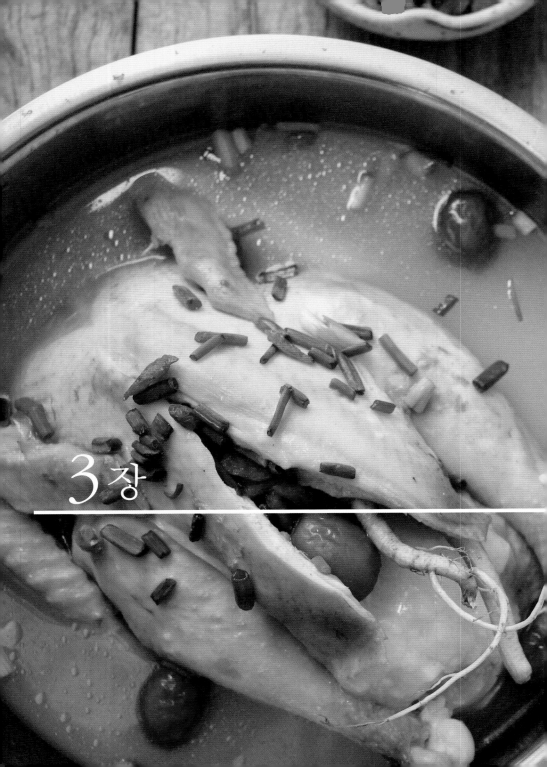

3장

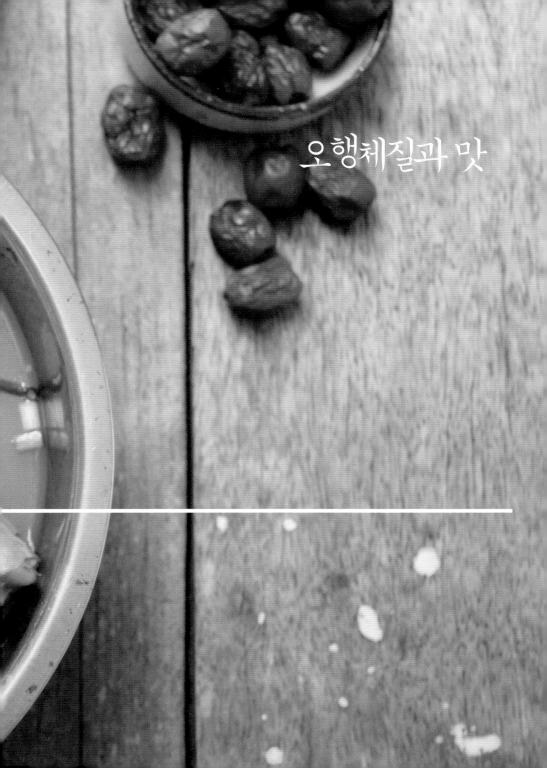

오행체질과 맛

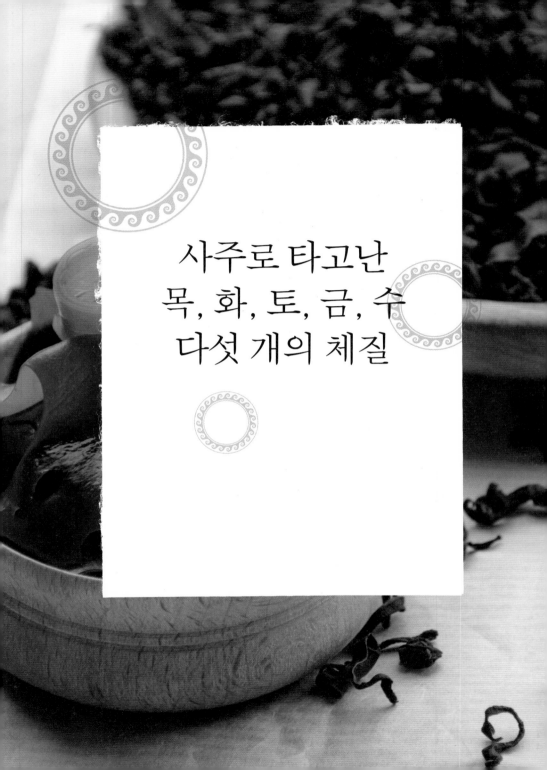

사주로 타고난
목, 화, 토, 금, 수
다섯 개의 체질

타고난 사주와 오행체질

오행체질五行體質은 타고난 사주를 목, 화, 토, 금, 수의 오행의 기운으로 체질을 분류한다. 때문에 체형, 습관, 기호, 성격 등은 전혀 고려하지 않는다.

사상체질에 따른 식생활이 음식의 재료에 중점을 두었다면 오행체질에 따른 식생활은 맛과 먹는 방법에 중점을 두었다. 이 둘은 구별 가능해도 분리되지는 않는다. 곧 실제 사례와 함께 설명하겠지만 결국은 이 두 가지가 접목되어 하나의 큰 그림이 완성된다.

오행체질의 특징, 여기에 맞는 맛과 맞지 않는 맛을 알아보자.

목형 체질 木形 體質
오행의 목木 기운이 강한 사람

오행의 기운

씨앗을 뿌리고 싹을 틔우는 봄의 기운

목木은 봄의 기운을 상징한다. 봄은 푸른 계절이다. 만물이 소생하며 새롭게 한 해를 시작하는 계절이고, 사람은 씨앗을 뿌리고 나무는 새싹을 틔우는 시기다.

목木은 인체의 간과 담낭에 해당한다. 간은 일정 부분을 잘라내도 스스로 자라는 특성이 있다. 간이 피로하면 몸도 피로해지며, 피로는 삶의 의욕을 저하시킨다. 이것은 봄을 잃어버리는 것과 같다.

의욕이 넘치며 합리적이다

　일반적으로 진취적이고 의욕적이기 때문에 좌절을 겪어도 회복이 빠르다. 생각이 많아 하나를 결정하는 데 시간이 걸리지만 그만큼 합리적이다. 미적 감각을 잘 살려 그 분야에서 인정받는 사람이 많다. 하지만 잘 풀릴 때와 풀리지 않을 때의 편차가 크다. 혼자서 하는 작업이 적성에 맞으며 자신만의 색깔이 뚜렷하다. 하지만 귀가 얇고 안정을 추구하는 경향이 강해 허송세월을 보내기도 한다.

　오행의 목木 기운이 3개 이상으로 강하면 신경성 체질인 경우가 많으므로 특별히 건강에 유의해야 한다. 연구나 학문에 뛰어난 기질을 발휘하기도 하며 종교인, 철학자가 될 가능성도 높다. 공상적이고 현실성이 없어 사업에는 맞지 않다.

간의 기능을 살리는 신맛

목木 기운의 맛은 신맛이다. 신맛은 간을 활성화시켜 피로를 풀어 준다. 상큼한 레몬과 오렌지의 향은 육체와 정신의 피로를 완화시킨다. 머리가 무겁거나 잠에 취해 있을 때 식초 냄새를 맡거나 식초를 탄 물을 마셔보라. 금방 잠이 달아나고 정신이 맑아진다.

매실 또한 목木형 체질에 맞다. 시큼한 맛과 고소한 맛이 간의 기능을 살려줄 것이다. 숙취 해소에는 신맛의 오렌지 주스나 귤이 효과적이다. 당연한 이야기지만, 신맛의 음식도 목木 기운이 부족한 경우에는 취해야 하고 넘치는 경우에는 삼가야 한다.

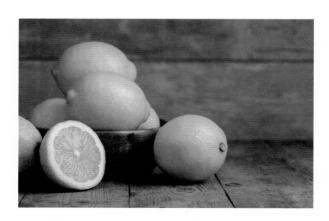

❋ 목형 체질에 맞는 맛

단맛, 매운맛, 기름기 많은 생선과 육류(예: 등 푸른 생선류)

❋ 목형 체질에 맞지 않는 맛

신맛, 쌉쌀한 맛, 짠맛

불견목형 不見木形

사주상 오행의 목木 기운이 없는 사람

매사에 의욕이 없으며 수동적이다. 앞에 나서는 것보다는 곁에서 보좌를 하는 것이 어울린다. 간 기능이 약하고 뇌질환을 앓기 쉽다. 끊임없이 지식을 습득하는 등 지적 욕구를 충족해야 기분이 나아지고 건강해진다.

❋ 불견목형 체질에 맞는 맛

신맛, 짠맛, 수분이 많은 음식, 푸른 채소, 과일, 기름기 없는 생선

❋ 불견목형 체질에 맞지 않는 맛

단맛, 맵고 자극적인 맛, 기름기 많은 생선과 육류

화형 체질 火形 體質

오행의 화火 기운이 강한 사람

오행의 기운

온기와 빛을 주는 기운

화火의 기운은 여름을 상징한다. 여름은 나무의 가지가 뻗어나가는 계절이며 모든 생명체가 에너지를 최고로 발산하는 계절이다.

화火 기운의 붉은색은 열정과 애정, 투쟁, 생명, 젊음을 상징한다. 적당한 불은 추운 곳에 온기를 불어넣고 어두운 곳을 밝혀준다. 하지만 모든 기운에는 끝과 한계가 있다. 결과에 대한 확신, 뚜렷한 목표가 없는 열기는 허무하기 이를 데 없다. 지나치지 않고, 때와 장소를 분명히 가린다면 이 기운만큼 유용한 것도 없다.

불처럼 타오르는 열정을 가진 사람

성질이 급하고 다혈질적인 면이 있다. 말을 많이 하고 쉽게 흥분한다. 하지만 남과 잘 어울리는 장점도 있다. 이성을 밝히며 물질적인 사랑에 집착하는 경향이 있다. 말만 앞세우고 이기적이지만 남의 말을 곧이곧대로 믿는 성향도 있다. 한 우물만 파며 그 분야에서 전문가로 인정을 받는다.

화火 기운이 아주 강한 사람은 큰일을 좋아하며 국가적인 일에 관심이 많다. 큰 성공은 아니더라도 꾸준한 인기와 일복을 누리며, 남들 앞에 나서는 것을 좋아하는 기질이기 때문에 모델이나 연예인을 직업으로 갖는 것도 좋다.

속을 덥히는 쌉쌀한 맛

꿀은 화火의 기운이 강하다. 진짜 좋은 꿀은 단맛이 아닌 쌉쌀한 맛이다. 꿀은 더운 기운을 지니고 있어서 많이 먹으면 물을 마셔야 한다. 덥혀진 속을 식히기 위해서다.

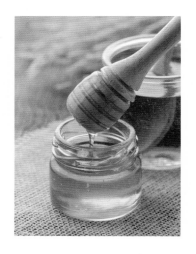

살구 또한 시큼한 맛 뒤에 오는 화火 기운의 쓴맛 때문에 먹을수록 갈증을 부른다. 이 맛 역시 화火 기운이 부족할 때 취하면 약이지만 넘칠 때 취하면 독이다.

❀ 화형 체질에 맞는 맛

짠맛, 단맛, 아주 쓴맛, 기름기 많은 생선과 육류, 해산물, 생식이나 선식 같은 식재료

❀ 화형 체질에 맞지 않는 맛

매운맛, 신맛, 쌉쌀한 맛, 쓴맛의 식재료, 삭혀야 제맛인 식재료(발효 식품)

불견화형 不見火形

사주상 오행의 화火 기운이 없는 사람

몸이 차다. 열정이 오래 가지 못하며 집중력도 약하다. 심장이 약하고 저혈압에 걸리기 쉽다. 감정의 기복이 심해 그 속을 알기가 어렵다. 취미든 직업이든 열정적으로 집중할 수 있는 것이 있어야 몸과 마음이 건강해진다.

❀ 불견화형 체질에 맞는 맛

맵고 뜨겁게 먹어야 제맛인 음식, 발효음식, 매운맛, 쌉쌀한 맛, 신맛

❀ 불견화형 체질에 맞지 않는 맛

단맛, 아주 쓴맛, 짠맛, 생식, 회 등 날 것으로 먹는 음식, 기름기 많은 육류와 생선, 차게 먹어야 제맛인 음식

토형 체질 土形 體質

오행의 토土 기운이 강한 사람

오행의 기운

어머니의 품처럼 안락하다

만물이 언젠가는 다시 돌아가는 자리가 바로 토土다. 따라서 이 기운은 어머니를 상징하기도 한다. 이 기운을 맛으로 표현하면 단맛이 된다. 마음을 평온하게 해주며 피로를 풀어준다. 좋은 경험, 흐뭇하고 마음 설레는 경험을 할 때 우리는 '달콤하다'라고 한다. 우리가 나온 곳, 우리가 잘 알고 있는 어머니의 품과 같은 것이 토土이기 때문이다. 편안한 숙면을 취할 때의 안락함도 토土 기운이다.

나보다 남을 잘 챙긴다

포용력이 크고 베푸는 사람이 많다. 비만과 위장 질환의 위험성을 갖고 있다. 주변 사람들의 마음 씀씀이에 따라 기분이 좋아지거나 나빠지며 이런 기분이 건강으로 나타난다. 돈보다는 명예, 일을 좋아사는 것이 재물을 부른다.

중간에서 일처리를 잘한다. 미남미녀가 많고 사람들에게 신뢰감을 준다. 우직하고 성실한 성격이다. 명분이 뚜렷하면 재능이 더욱 빛을 발한다. 이 기운이 아주 강하면 다른 사람에게는 도움을 주지만 정작 자기 일은 자포자기하는 경우가 많다. 숨어 지내기를 좋아하며 대중적인 가치관과는 다른 가치관을 지닌다.

몸과 마음의 피로를 풀어주는 단맛

토土 기운은 단맛을 상징한다. 단맛을 내는 것으로는 설탕, 호박, 팥, 대추, 감, 고구마, 소고기, 엿, 칡뿌리, 연근 등이 있다. 단맛이 아니더라도 자극적이지 않고 담백한 맛을 지닌 음식들 중에는 토土 기운을 가진 것이 많다.

단맛은 피로를 풀어주고 혈액순환과 이뇨작용을 돕는다. 특히 대추는 화火의 기운을 지닌 단맛으로 몸이 차가운 사람의 피로를 푸는데 제격이며 감과 고구마의 단맛 역시 마음을 편안하게 해주고 신경을 안정시키는 데 효과적이다. 소고기 육즙에서 우러나는 단맛은 노이로제, 정신분열 같은 증상을 완화시킨다.

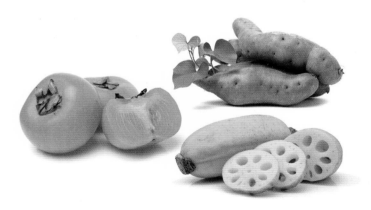

❀ 토형 체질에 맞는 맛

신맛 나는 과일, 매운맛 등 자극적인 맛, 생수

❀ 토형 체질에 맞지 않는 맛

기름기 많은 생선과 육류, 설탕 등 단맛

불견토형 不見土形

사주상 오행의 토± 기운이 없는 사람

마음이 공허해지기 쉽다. 염세적인 경향이 있으며 중심을 못 잡고 방황하기 쉽다. 일반적으로 대장이 약하고 정서불안, 노이로제 등에 시달리는 사람이 많다. 헌신적인 삶을 살 때 몸과 마음이 건강해진다.

❀ 불견토형 체질에 맞는 맛

단맛, 자극적이지 않고 담백한 맛, 해산물이나 기름기 없는 생선, 소고기

❀ 불견토형 체질에 맞지 않는 맛

매운맛, 쓴맛, 신맛 나는 과일

금형 체질 金形 體質

오행의 금金 기운이 강한 사람

오행의 기운

가을에 맺는 순백의 결실

순수한 기운은 대개 백색으로 표현된다. 이 백색은 오행상 금金의 기운으로 해석된다. 가을을 상징하는 금金은 열매와 결실, 그리고 불혹의 나이를 지나 황혼으로 향하는 시기를 의미한다. 금金은 철鐵로 상징되기도 하며, 이 기운이 적절한 사람은 철이 빨리 든다고 한다. 그만큼 현실을 일찍 경험하고 세상 풍파를 헤쳐 나가는 데 의연하다는 뜻이다.

또한 해가 지는 서쪽은 서금西金이라 해서 가을, 하얀색, 결실을 상징해왔다. 가을의 금金 기운은 처신과 처세, 그리고 다음 해를 위한 정리의 시기를 의미하기도 한다.

강하고 날카로운 금속 같은 기질

고집이 세며 투쟁적이고 혁명적인 성격이다. 만성피로에 시달리며 대장 질환, 간 질환을 앓기 쉽다. 책임감 있는 리더의 역할을 충실히 수행할 때 기분이 좋아지며 몸도 건강해진다. 하지만 금金 기운이 3개 이상이면 성품이 강직하고 카리스마가 강해 살벌한 분위기를 연출하기도 한다. 이 기운이 아주 강하면 부드러움과 폭력성이 반씩 작용하는 야누스적인 모습을 띤다. 철학적인 사고를 하며, 홀로서기를 잘하고 자수성가를 하는 사람도 많다.

화火 기운과는 또다른 기운의 매운맛

금金 기운의 맛은 매운맛, 정확히는 통각이다. 대표적인 식재료로는 파, 마늘, 달래, 양파, 생강, 고추, 후추, 겨자 등이 있다. 매운맛을 자주 즐기면 속을 버린다고 하지만 금金 기운이 모자라는 체질을 가진 사람은 오히려 속이 좋아지는 경우도 있다.

마늘, 후추, 고추, 겨자, 생강은 화火 기운과 금金 기운을 함께 지닌 식재료들이다. 물론 화火 기운이 부족하다 하더라도 금金 기운이 강하면 맵고 자극적인 맛은 피해야 한다.

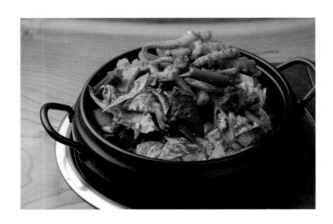

❀ 금형 체질에 맞는 맛

신맛, 짠맛, 생선과 해산물, 기름기 없는 육류

❀ 금형 체질에 맞지 않는 맛

매운맛, 단맛

불견금형 不見金形

사주상 오행의 금金 기운이 없는 사람

마음이 약하다. 처세를 잘 못하며 지난 일을 많이 후회한다. 폐, 기관지가 약하다. 비염, 골다공증, 칼슘 부족, 알레르기성 질환에 시달릴 위험이 크다. 인생의 뚜렷한 목표를 가지고 계획적인 삶을 살 때 기분이 나아지고 건강해진다.

❀ 불견금형 체질에 맞는 맛

적당히 매운 맛, 칼슘성분을 가지고 있는 식재료, 단맛

❀ 불견금형 체질에 맞지 않는 맛

짠맛, 쓴맛, 날것으로 먹는 음식, 기름기 많은 육류와 생선

수형 체질 水形 體質

오행의 수水 기운이 강한 사람

오행의 기운

맑고 투명한 물의 기운

수水 기운은 계절로 치면 겨울이다. 겨울에는 만물이 잠을 잔다. 일한 뒤 쉬어야 하는 것은 사람이나 자연이나 똑같다. 겨울에 자는 잠은 소생을 위한 일시적인 죽음이다. 모든 것이 알몸 그대로 드러나는 시기이기에 이 계절을 상징하는 수水 기운은 다른 기운에 비해 상대적으로 더욱 맑고 투명하다.

좌중을 압도하는 매력

융통성 있고 매력적인 성격으로 분위기를 잘 띄운다. 다소 수다스러운 경향이 있다. 신장 질환, 방광염, 소화기 질환을 앓기 쉽다. 가만히 있는 것을 참지 못해 항상 돌아다녀야 하며, 섹스 또는 기타 유흥을 즐겨야 기분이 좋아지고 건강해진다. 수水 기운이 강하면 자신의 속내를 잘 드러내지 않는 경향이 있다.

허약한 체질이 많으며 병치레가 잦다. 이 기운이 5개 이상인 사람은 삶의 애착이 강하고 희생 정신이 남다른 경우가 많다. 일반적으로 꿈을 잘 꾼다. 몸이 약한 경우가 많지만 병을 가지고 있지는 않다.

닭은 화火지만 오리는 수水다

수水 기운의 음식은 차게 해서 먹어야 제맛인 음식 중에 많다. 이뇨작용에 효과적인 수박은 설사와 복통의 원인이 되기도 하는데, 이것은 그 달콤한 맛에 숨겨진 수기水氣 때문에 몸이 차가워지기 때문이다.

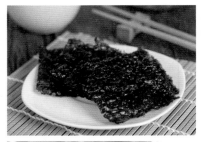

미역, 다시마, 김은 염분이 녹아 있는 짭짤한 수水 기운을 지니고, 참외와 오이는

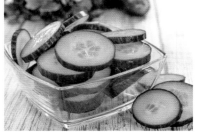

과열된 기운을 가라앉혀주는 과일이다. 맥주, 밀가루 음식, 돼지고기 등은 모두 수水 기운을 가진 차가운 성질의 음식이다. 오리는 닭과 비슷하게 여겨지지만, 닭은 화火 기운이고 오리는 수水 기운이다.

✿ 수형 체질에 맞는 맛

쓴맛, 단맛. 제때 식사를 하는 것이 무엇보다 중요

✿ 수형 체질에 맞지 않는 맛

짠맛, 생선과 해산물, 신맛, 날것으로 먹는 음식

불견수형 不見水形

사주상 오행의 수水 기운이 없는 사람

융통성이 부족하다. 교과서적으로 사고하고 행동하기 때문에 사교성이 좋지 못하다. 신진대사가 원활하지 못하고 혈액순환 장애, 피부 질환 등을 앓기 쉽다. 몸이 건조한 것도 특징이다. 사람들과 직접 부딪치며 사회를 경험해야 몸과 마음이 건강해진다.

✿ 불견금형 체질에 맞는 맛

신맛, 적당히 짠맛, 수분이 많은 음식, 기름기 없는 생선과 육류

✿ 불견금형 체질에 맞지 않는 맛

쓴맛, 매운맛, 단맛, 담백한 맛

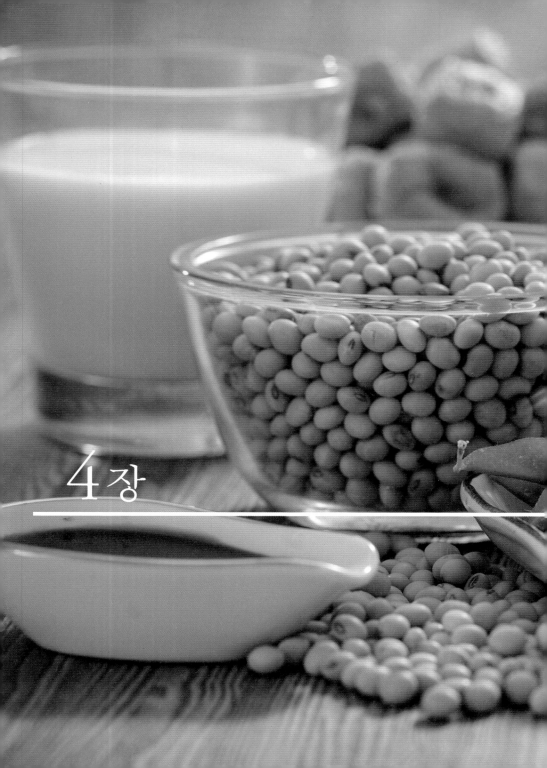

4장

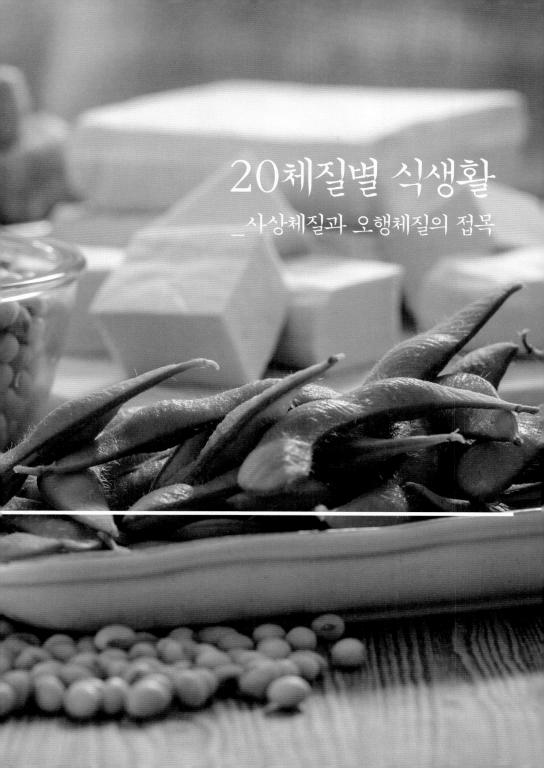

20 체질별 식생활

_사상체질과 오행체질의 접목

의학과 역학은 뿌리가 하나며
음식은 약이다

사상체질에 대해 부정적인 생각을 가진 사람들을 만날 때가 있다. 그들은 "어떻게 이 세상의 수많은 사람들을 단지 네 가지의 체질로만 분류할 수 있느냐"고 묻는다. 나이가 있는 사람들은 "세상의 이치가 그렇게 간단한 줄 아느냐"며 핀잔을 주기도 한다. 결론부터 이야기하자면, 사람은 네 가지 체질로 분류되며 세상 이치는 의외로 간단하다.

문제는 사상체질의 분류 자체가 아닌 그동안의 분류가 잘못되었다는 데 있다. 오류는 다음과 같다.

첫째는 장기의 넘치고 모자라는 기운을 성격, 심리, 건강과 연결시켜 해석하는 과정이 너무 단순하고 임의적이었다는 것이다. 심지어 서로 다른 체질별 특징이 중복되기까지 했다.

둘째 오류는 사주상 오행의 기운을 무시하고 접근해 목·화·토·금·수 오행의 기운을 사상체질의 특질로 오해해 진단하고 처방했다는 것이다. 가는 곳마다 다른 체질로 감정 받고 그에 따른 체질식을 한다면 당연히 큰 효과를 보지 못하거나 부작용이 일어날 수밖에 없다. 중요한 것은 정확한 체질 감정이고, 정확한 체질 감정은 사상체질과 오행체질을 동시에 살펴볼 때만 가능하다.

예로부터 '의역동원醫易同原', '약식동원藥食同原'이라 했다. '의학과 역학은 그 뿌리가 하나이며 우리가 매일 먹는 음식이 곧 약'이라는 뜻이다. 지금부터는 실제 사례를 통해 의학인 사상체질과 역학인 사주상 오행의 기운이 어떻게 접목되는지 살펴보고, 두 체질이 접목된 20체질별 식생활을 제안하겠다.

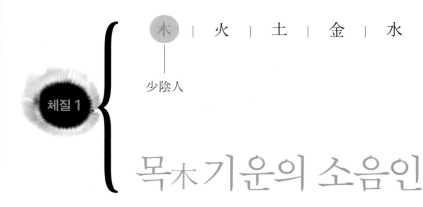

木 | 火 | 土 | 金 | 水

少陰人

체질 1

목木 기운의 소음인

사주상 오행의 목木 기운이 강한 소음인은 언제나 생각이 많으며 학구열이 높다. 연구·분석하기를 좋아하고 무엇인가를 시작하면 성취감을 느낄 때까지 몰입해야 직성이 풀리는 성격이다. 생각이 많아 부정적인 생각을 하면 오랜 시간 우울증을 겪기도 한다. 과거와 현재 모두에 관심이 있고 나무가 가지를 뻗듯 두루두루 다방면으로 지식이 많다. 소음인 중에서도 목木 기운이 강한 소음인이 생각이 가장 많고 복잡하다. 보통 소음인은 신장의 기운을 상징하는 수水 기운이 강해서 신장 기능이 좋지만 이 경우는 사주 상의 강한 목木 기운이 수水 기운을 빼앗아 오히려 목극토의 형국으로 위장 질환을 앓기도 한다.

1987년 음력 2월 27일 오후 8시 출생 | 남성

- 정묘 丁卯 | 火木
- 계묘 癸卯 | 水木
+ 갑술 甲戌 | 木土
+ 갑술 甲戌 | 木土

木 4, 火 1, 土 2, 金 0, 水 1

● 　　　이 남성은 비염과 알레르기 증상으로 초등학생, 중학생 시절을 약으로 견뎠다. 특히 알레르기 증상은 그야말로 '사람 잡는' 질환이다. 시도 때도 없이 나타나는 가려움과 작열감灼熱感, 그로 인한 피로와 무기력증은 너무나 혹독하다. 수술로 낫는 질환도 아니고, 증상이 나타날 때마다 병원에서 처방한 약을 먹으면서 그 순간을 넘기는 게 할 수 있는 전부다. 그가 다니던 병원에서는 "뇌와 전신의 피를 전부 바꾸기 전에는 치유될 수 없는 일종의 불치병"이라고 말했다고 한다.

2004년 12월에 처음 만난 그의 얼굴은 푸르스름하고 하얗게 질려 있는 듯했고, 어딘가 지병을 앓고 있는 것 같은 인상이었다. 그의 사상체질을 감정하고 사주를 풀어 '적어도 돼지고기와 밀가루 음식만큼은 먹지 말 것'을 당부했다.

사주상 오행의 금金 기운이 부족해 사상체질을 떠나 사주상의 해석만으로도 폐, 기관지가 약했다. 게다가 평소 소화도 잘 안 되어 소화제도 자주 복용하며 딸꾹질과 감기에 시달리고 있었다.

다행히 그는 약속을 잘 지켜주었다. 쉽지는 않았지만 첫 만남 이후로 줄곧 돼지고기와 밀가루 음식은 입에 대지도 않았다고 한다. 그러자 알레르기와 비염이 어느새 모두 사라지고 체중도 줄어 가벼운 몸에 기운 넘치는 하루하루를 살고 있다고 했다.

사람에 따라, 가진 질환에 따라, 그리고 나이에 따라 차이가 있지만 체질식은 최소 3개월에서 6개월 정도 철저하게 가려 먹어야 효과가 나타난다. '어쩌다 한 번 정도는 괜찮겠지, 조금 먹는 것은 상관없겠지' 하는 마음이라면 체질식을 포기하고 원 없이 아무거나 먹고 싶은 대로 먹고 사는 편이 낫다.

체질식은 한 살이라도 어릴 때 하는 것이 더 좋다. 체질식의 추가적인 이점은 질병의 치유는 물론 몸에서 쓸데없는 군살도 다 빠져나간다는 사실이다. 체질식을 하는 사람에게 체중감량은 보너스다.

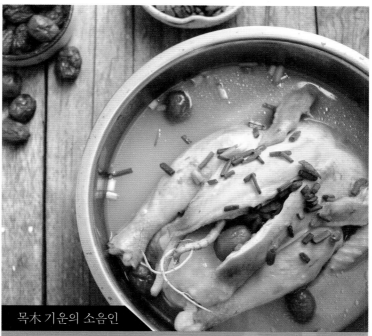

목木 기운의 소음인

❀

소음인 음식은 전부 좋지만 너무 매운맛은 피해야 한다. 돼지고기, 밀가루 음식, 날로 먹는 음식, 비린 음식은 특히 안 좋다. 목木 기운이 많은 소음인 이므로 지나치게 신맛도 좋지 않다. 위 사례는 금金 기운이 없다 보니 폐, 기관지, 피부, 대장, 뼈에 질환이 오기 쉬운 경우였다.

소음인 음식 중에서도 칼슘이 풍부한 멸치, 북어, 닭고기 등을 먹는 편이 좋다.

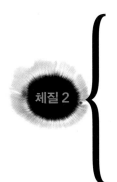

木 | 火 | 土 | 金 | 水

少陰人

화火 기운의 소음인

사주상 화火 기운이 강한 소음인은 소양인으로 착각하기 쉽다. 오행의 화火 기운이 소음인의 수水 기운을 빼앗아 몸에 열을 발생시키기 때문이다. 이 경우 소양인처럼 마른 체질이 많고 말과 행동이 빠르며 돌아다니기를 좋아한다. 쉽게 화를 내고, 사람들과 어울려 술 마시기를 즐기며, 엄청난 식성을 자랑하기도 한다. 하지만 소음인은 소음인이다. 그 고유의 우울함 때문에 겉과 속이 다른 사람으로 보일 수도 있다.

화火 기운이 강해 소음인의 차가운 기운이 보완되는 이점이 있지만, 큰 질병을 얻으면 치료하기 어려운 체질이기도 하다. 그래도 강단이 세기 때문에 어지간한 병은 쉽게 치유된다. 또한 인삼을 다량으로 복용하면 부작용으로 혈압이 오르기도 한다.

1955년 음력 4월 11일 오후 12시 20분 출생 | 여성

- 을미 乙未 | 木土
- 신사 辛巳 | 金火
- 계사 癸巳 | 水火
+ 무오 戊午 | 土火

木 1, 火 3, 土 2, 金 1, 水 1

●   한의원마다 다르게 말해 도무지 자신의 체질이 무엇인지 알 수 없다는 이 여성은 특정한 병명 없이 항상 아프고 기운이 없는 것이 문제였다. 한의학이나 사상의학에 대한 전문 지식이 없어 한의사가 처방한 약재를 의심 없이 오랜 기간 복용했는데, 그 이후로 몸이 좋아지기는커녕 오히려 맥이 풀리고 우울증까지 나타나 무척 힘들어했다.

    그녀는 소음인이었다. 어느 곳에서는 태음인이라 하고 또 어느 곳에서는 소양인이라 해서 자신이 소음인일 것이라는 생각은 전혀 하지 못했다고 한다. 소음인 사주에 화火 기운이 많고 수水 기운이 약하면 소양인이나 태음인으로 감정 받는 경우가 많다. 소음인에게 약을 쓸 때 소양인의 약재나 태음인의 약재를 처방하면 서서히 내성과

기력이 떨어져 소리 없이 큰 병이 생긴다.

그녀는 기력이 없고 항상 아픈 것 외에도 가슴이 두근두근 잘 뛰고 혈압이 불규칙하며 소화가 잘 안 되는 증상을 가지고 있었고, 신경도 예민하다고 했다. 속된 말로 몸이 '곯아버린 것'이다.

복용하던 약재를 모두 끊고 체질식을 통한 내성과 면역력 키우기를 권유했다. 평소 좋아하던 음식이어도 체질에 맞지 않는 것은 전부 삼가라고 했다. 좋아하는 음식을 먹지 못하는 데서 느끼는 고통이 정체를 알 수 없는 병에서 오는 고통보다는 훨씬 낫지 않겠냐는 이야기를 거듭 강조했다. 현재 그녀의 고통은 후자에서 전자로 바뀌고 있다. 언젠가는 전자의 고통 역시 사라질 것이다.

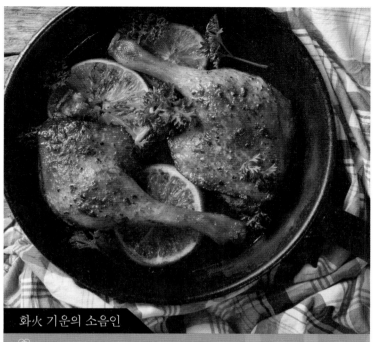

화火 기운의 소음인

❀

소음인 음식은 모두 맞지만 때론 차게 하거나 시원하게 해서 섭취해도 괜찮다. 돼지고기나 밀가루 음식이 강렬하게 당길 때는 <u>오리고기나 통밀로 만든 음식</u>을 먹으면 스트레스가 해소되기도 한다. 사상체질로는 차고 습한 소음인이지만 오행체질로는 뜨겁고 건조한 화형 체질이기에 무엇보다 '적절한' 섭생이 요구된다.

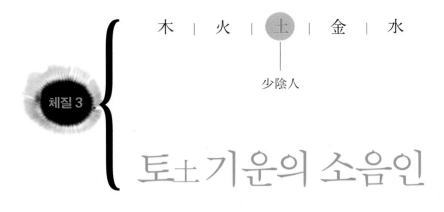

木 | 火 | 土 | 金 | 水

少陰人

체질 3

토土 기운의 소음인

화 생토火生土라 하여 토土 자체에도 화火의 기운이 깃들어 있
다. 토土 기운이 강한 소음인도 화火 기운이 강한 소음인처럼
소양인과 비슷한 성향을 보이는 경우가 많다. 토土 기운의 소음인에
게 기름진 음식은 매우 안 좋다. 차라리 가끔 굶는 게 건강에 이로운
체질이다.

사주상 토土 기운이 강한 소음인은 마르고 약한 체질이지만 돌아
다니기를 좋아하고 대인관계와 명예를 중요시 여긴다. 마음이 느긋
하고 포용심이 많으며 드러나지 않는 조용한 모험을 즐긴다. 하지만
조금씩 천천히 병이 들어가는 체질이기도 하다. 때로는 태음인적인
모습을 띠기도 한다.

1955년 음력 4월 11일 오후 12시 20분 출생 | 여성

+ 갑진 甲辰 ｜ 木土
+ 무진 戊辰 ｜ 土土
+ 무술 戊戌 ｜ 土土
− 신유 辛酉 ｜ 金金

木 1, 火 0, 土 5, 金 2, 水 0

●   이 여성은 평소 식욕이 좋았다. '식욕이 좋다'는 말은 많이 먹고 또한 먹는 것을 좋아한다는 의미다. 소음인 체질에 사주의 화火 기운이 모자라면서 토土 기운이 넘칠 경우에는 무조건 소식을 해야 한다. 게다가 이 경우처럼 수水 기운조차 부족하면 혈액순환이 원만하게 이뤄지지 않아 더욱 조심해야 한다.

그녀는 30대 중반만 해도 비만은 자신과 전혀 상관없는 단어라고 생각했다고 한다. 그러나 40대가 되면서 몸이 무거워지고, 먹던 대로 먹을 뿐인데도 하루가 다르게 체중이 늘어나 우울증이 찾아오기까지 했다. 물론 소음인 체질에 사주상 토土 기운이 강하다 해서 모두 식탐이 강한 것은 아니다. 이러한 체질에 식탐이 없다면, 그것은 체질이 잘못된 것이 아니라 건강하다는 증거다.

이 여성은 체중감량을 위해 살 빠지는 약물과 영양 보조제를 함께 복용했다. 우선 약물과 영양 보조제의 음용을 중단시켰다. 그리고 소식이 어려우면 적어도 체질에 맞는 음식만을 가려먹는 노력만큼은 해야 한다는 점을 강조했다. 얼마 후 그녀와 통화를 하면서 "기대만큼은 아니지만 조금씩 살이 빠지고 있다"는 이야기를 들었다. 무엇보다 컨디션이 전과 다르게 좋아졌고 피부도 고와진 것 같다고 했다. 시간이 지날수록 컨디션과 피부는 더 좋아질 것이며 체중감량 역시 기대치에 점점 가까워질 것이다.

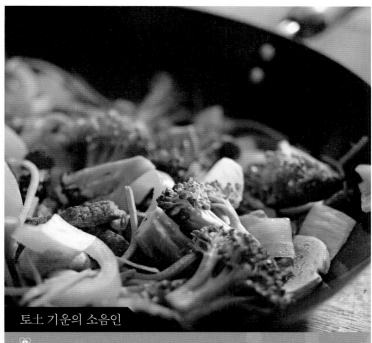

토土 기운의 소음인

토土 기운이 강한 소음인은 기름진 육류를 삼가야 한다. 닭고기는 소음인에게 좋지만, 위의 여성 같은 경우에는 기름기 없는 가슴살만 먹어야 한다. 소음인 음식 중에서도 기름지지 않고 담백한 생선과 채소를 많이 먹어야 건강하다. 특히 돼지고기는 소음인 전부에게 안 좋지만 위의 여성처럼 토土 기운이 강한 소음인에게는 더더욱 안 좋다. 이 여성에게 돼지고기는 비만과 동맥경화의 주범이다.

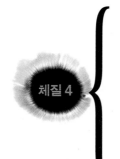

木 | 火 | 土 | 金 | 水

少陰人

금金 기운의 소음인

사 주상 금金 기운이 강한 소음인은 개성이 강하며 예술가적인
기질이 돋보인다. 획기적이고 새로운 것에 대한 남다른 감각
을 가지고 있다. 자기만의 세계를 중요하게 여기다 보니 소음인 특유
의 수水 기운과 맞물려 까다롭고 신경질적인 모습을 보이기도 한다.
즐거울 때와 우울할 때, 적극적일 때와 소극적일 때의 차이가 크며,
좋아하는 일을 추진할 때는 타의 추종을 불허할 정도의 감각으로 능
력을 인정받는다.

금金 기운은 투쟁, 쟁취, 혁명의 기운으로, 부정적인 동시에 긍정
적인 기운이다. 단단하고 날카로운 금속성 물질이 쓰임새가 많은 것
처럼 금金 기운이 강한 소음인은 창조적이고 앞서가는 일, 자부심이
뒷받침되는 분야에 종사해야 잘살 수 있다.

1971년 음력 8월 3일 오후 4시 30분 출생 | 여성

- 신해 辛亥 | 金 水
- 정유 丁酉 | 火 金
- 기유 己酉 | 土 金
+ 임신 壬申 | 水 金

木 0, 火 1, 土 1, 金 4, 水 2

●   이 여성은 평소 밥 먹기를 싫어하고 밀가루 음식과 중국요리를 즐겨 먹었다. 밀가루로 만든 음식은 가리지 않고 좋아하며 가족이 분식집을 운영하기까지 해서 밀가루 음식을 끊임없이 섭취해왔다. 드물게도 '위가 강한 소음인'인 탓에 입맛이 없으면 피자를 시켜 혼자서 한 판을 거의 다 먹었고 탕수육도 혼자서 '대'를 거뜬히 해치울 정도였다. 하지만 나이를 이길 수는 없었다.

30대로 접어들면서 비염이 생겨 고생을 했고, 우울증이 심해졌다. 날카롭고 신경질적인 언행 탓에 돌아서면 후회할 일이 너무나 많았다고 한다. 폭력적인 성향까지 강해져 잡히는 대로 집어던지고 부수는 일도 서슴지 않았으며, 스스로 제어하기 어려운 심리의 기복 때문에 사회생활은 물론 연애에도 자신을 잃었다.

필자의 권유로 이 여성은 체질식을 결심하고 실천했다. 1년 후, 그녀는 화를 잘 안 내는 것은 물론 전에 없던 마음의 안정까지 경험할 수 있었다.

비염 증상도 말끔히 낫지는 않았지만 그래도 예전에 비하면 비약적으로 호전되어 지금은 비염으로 인한 스트레스나 호흡 곤란은 거의 없다고 한다. 체질식을 계속한다면 앞으로도 점점 좋아져 완치될 거라 확신한다.

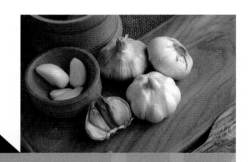

금金 기운의 소음인

✿
소음인 음식이 다 맞지만 마늘과 생강, 매운 고추는 적당히 섭취해야 한다. 화火의 기운과 금金의 기운을 함께 가지고 있어 금金 기운이 넘치는 소음인에게는 부작용을 일으킬 수 있다. 금金 기운이 넘치는 소음인은 태양인으로 판별되는 경우가 많다. 소음인의 수水 기운과 오행상 금 金 기운이 합쳐져 태양인의 기질과 비슷해보이기 때문이다.

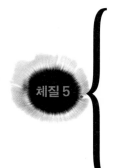

木 ｜ 火 ｜ 土 ｜ 金 ｜

少陰人

체질 5

수水 기운의 소음인

차고 습한 소음인 체질에 차가운 기운을 상징하는 수水 기운이 더해졌다. 말하자면 '순도 100%의 소음인'이다. 추위를 잘 타고, 위가 약해 잘 체하고 딸꾹질이 잦으며, 습진이나 무좀과 같은 피부 질환을 앓기 쉽다. 또한 만족스러운 성생활이 이루어지지 않으면 컨디션이 떨어지고 우울해한다. 인삼이나 생강과 같이 건조하면서도 열성을 지닌 음식이 보약이다.

수水 기운이 넘치는 소음인은 일반적으로 약발이 잘 받는다. 땀을 많이 흘려도 건강에 해롭지 않다. 하지만 사주상 화火 기운이 없는 경우에는 위암이나 신부전증에 걸릴 확률이 높기 때문에 각별히 조심해야 한다.

1960년 음력 6월 6일 오전 6시 출생 | 남성

+ 경자 庚子 | 金 水
- 계미 癸未 | 水 土
+ 무자 戊子 | 土 水
- 을묘 乙卯 | 木 木

목木 2, 火 0, 土 2, 金 1, 水 3

●   4년 된 건물에서 관리소장으로 일했던 이 남성은 미남형 얼굴에 조용한 목소리를 가진 남성이었다. 오랜 기간 건설 현장에서 일했던 그는 43세의 나이로 세상을 떠났다. 사망 원인은 위암이었다.

그는 강원도 바닷가에서 태어나 어려서부터 활어를 먹고 자랐고, 젊은 나이에 고향을 떠나 전국의 건설 현장을 돌아다녔다. 탄광이나 공장에서 마신 탄가루나 먼지를 씻어내는 데 돼지 기름이 최고라는 잘못된 상식 때문에 기름진 돼지고기를 즐겼고 직업 특성상 술자리도 자주 가질 수밖에 없었다. 그리고 이러한 식생활의 결과는 위암이었다.

위암 판정을 받았지만 수술을 통해 완쾌를 기대할 수 있었고, 수술 결과는 매우 좋았다. 그를 만난 것은 퇴원한 지 한 달이 지났을 때

였다. 그는 빠른 회복과 기력 증진을 위해 사과즙과 생야채즙을 마시고 있었다. 그의 사주를 살펴보니 오행상에 화火 기운이 하나도 없고 수水 기운이 3이었다. 사상체질을 감정한 결과 태생이 차고 습한 소음인이었다. 수水의 차가운 기운이 가득한 체질인데다 어려서부터 먹어온 활어와 돼지고기의 찬 성분은 그의 위에 계속 부담을 주었을 것이다.

그가 먹고 있던 사과의 경우, 신맛을 내는 능금은 소음인 체질에 맞을 수도 있지만 최근의 개량 사과에서는 그 신맛을 찾아보기 힘들다. 풍부한 맛을 내는 부사는 태음인에게 맞는 과일이고 그 외의 사과는 소양인에게 맞는다. 물론 사과가 위의 기능을 돕는 과일이기는 하지만 그것은 몸이 뜨거운 소양인에게 해당하는 이야기다. 게다가 사과 특유의 거품은 소음인의 위에 무리를 주고 졸음을 유도한다. 특히 소음인이 밤에 꾸준히 사과를 먹게 되면 위염이나 위산과다로 인한 질병을 얻을 수도 있다. 생즙 역시 30, 40대 이후의 소음인에게는 안 맞는다.

그는 체질식의 중요성에 대한 설명을 잘 이해했으며 처방한 식생활을 성실하게 지켜나갔다. 생즙을 끊고 철저하게 소음인에게 맞는 음식만 가려 먹었다. 두 달 후 그의 사망 소식을 들었다. 나중에 안 사실인데, 사망 전 그는 가시오가피를 즐겨 복용했다고 한다. 오가피는 태양인 체질에 좋은 약재로 질병 치유와 원기 회복에 큰 도움이 된다. 하지만 어디까지나 태양인에게만 도움이 될 뿐이다. 체내 면역력이 극도로 약해진 소음인이 가시오가피를 취할 경우 어떠한 부작용이 일어날지는 불을 보듯 뻔하다.

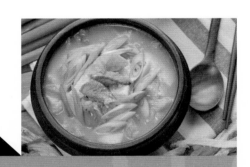

수水 기운의 소음인

사주상 수水 기운이 강한 소음인은 지금까지 언급한 소음인 중에 그 체질적 특성이 가장 잘 나타난다고 할 수 있다. 따라서 소음인에게 맞는 음식, 약재의 효과도 아주 빠르고 분명하다. 동시에 돼지고기나 밀가루 음식처럼 소음인에게 안 맞는 음식을 먹었을 경우 그 부작용도 아주 빠르고 분명하게 나타난다는 것을 잊지 말아야 한다.

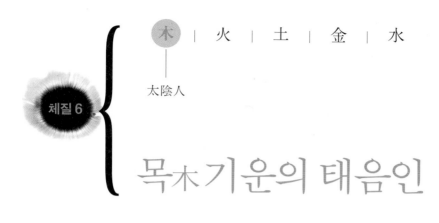

木 | 火 | 土 | 金 | 水

太陰人

체질 6

목木 기운의 태음인

태음인의 성향이 가장 두드러지게 나타나는 경우다. 간의 기능이 좋은 태음인에게 오행상 간을 상징하는 목木 기운이 더해진 경우라 이 체질을 가진 태음인은 누구보다 술을 좋아하고 잘 마신다. 이러한 태음인에게 사주상 토土 기운이 부족하면 목木 기운이 넘쳐 위장 및 소화 기능에 문제가 생기기 쉽고 흡수력이 떨어져 약이 잘 듣지 않는다.

또한 생각이 많고, 고독하며, 고집이 강해 새로운 것을 받아들이는 데 시간이 많이 걸리며 다른 사람들과 충돌도 잦다. 이 외에 배우자와 관계가 원만하지 않은 경우가 많다. 그리고 신의를 중요하게 여겨 한번 믿으면 끝까지 믿는 성향이 강하다. 이러한 성격 때문에 쉽게 배신을 당하기도 한다.

1964년 음력 1월 23일 오후 10시 출생 | 남성

+ 갑진 甲辰 | 木土
+ 병인 丙寅 | 火木
+ 갑인 甲寅 | 木木
- 을해 乙亥 | 木水

木 5, 火 1, 土 1, 金 0, 水 1

●   이 남성은 전형적인 태음인으로 평소 말이 없고 체격도 듬직해 이성에게 인기가 많았다. 사주상 갑甲의 기운까지 있어 특수 체질이라 할 정도로 건강이 좋았다. 젊을 적엔 아무리 술을 많이 마셔도 잠깐 눈 붙이고 나면 말끔히 피로가 풀리는 자신의 체력에 자부심이 있었지만 세월의 한계만큼은 극복할 수 없었다. 40대에 들어서면서 몸에 멍이 생기면 없어지기까지 수개월이 걸렸다. 혈액순환이 원만하게 이루어지지 않았기 때문이다.

또 언제부터인가 손목이 뻐근하고 자꾸 굳는 듯한 느낌이 들어 기분이 안 좋았다고 했다. '이러다 몸이 마비되어 풍이라도 맞으면 어떻게 하나' 하고 두 아들에 딸 하나를 둔 가장으로서 불안감을 느끼기도 했다.

태음인은 간의 기능이 좋고 폐의 기능이 약한 체질이다. 이 남성의 경우 오행상 목木의 기운이 넘쳐 간의 기능이 다른 장기를 제압해 온몸의 균형이 깨지기에 이른 것이다. 일단 즐겨 먹는 계란과 돼지고기 또한 먹지 말고, 술도 매실주나 소주만을 적당히 마시라고 했다. 체질적으로 오랜 습관을 버리기 힘들며 새로운 것을 받아들이는 데 익숙하지 않은 태음인이었지만 필자의 권유만큼은 흔쾌히 받아들였다. 어려운 결단을 했으니 좋은 결과가 있기를 바란다.

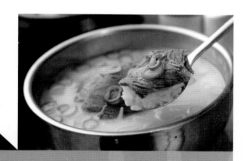

목木 기운의 태음인

목木 기운이 넘치는 태음인은 식탐 제어가 잘 되지 않고 피가 탁해지기 쉽기 때문에 콜레스테롤이 높은 계란, 콜레스테롤과 열량이 둘 다 높은 돼지고기, 닭고기는 무조건 삼가야 한다. 하지만 소고기나 소뼈를 우린 국은 좋다. 이외에 녹용, 녹각을 복용하면 큰 효과를 얻을 수 있다.

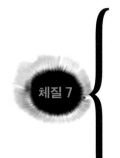

木 | 火 | 土 | 金 | 水

太陰人

화火 기운의 태음인

성격이 급하고 마른 체질이라면 소양인으로 판정 받는 경우가 많다. 하지만 몸집이 크고 조용한 성품이라면 정확하게 태음인으로 판별된다. 옳고 그름을 중요시 여기는 정의파로, 정치적으로 혼란한 때 조직과 국가를 위해 희생한 영웅적 인물이 많다.

남성의 경우 목소리가 크고 기개 있는 호걸형이 많지만 대머리가 되기 쉬운 체질이다. 반신욕을 하거나 열이 많은 음식이나 약재를 복용하면 심장과 혈압 관련 질환이 오기 쉽다. 특히 오행상 수水 기운이 부족한 태음인은 갑작스럽게 신장, 방광 등 생식기 기능이 떨어져 피로를 빨리 느끼는 경우가 많다. 자식이 귀한 사람도 많다.

130

1965년 음력 5월 22일 오전 8시 출생 | 남성

- 을사 乙巳 | 木 火
- 임오 壬午 | 水 火
+ 병오 丙午 | 火 火
+ 임진 壬辰 | 水 土

木 1, 火 4, 土 1, 金 0, 水 2

●   이 남성은 태음인다운 무던함과 듬직함을 지닌 정의파로 정치적 혼란기에 희생과 고통을 겪었다. 그는 언젠가 사상체질 감별을 했을 때 소양인으로 나왔다고 했다. 그래서 소양인에게 좋다는 음식을 먹었지만 좋다고 느끼지 못했고, 짜증이 나고 소화도 잘 되지 않았다. 차가운 음식을 좋아하고 잘 먹지만 먹고 나면 아랫배가 아프거나 뒷목이 뻑뻑해졌고, 체중이 늘어났기 때문인지 피로감도 자주 느꼈다. 소양인은 대부분 아무리 많이 먹어도 살이 찌지 않는다. 간혹 태음인 체격의 소양인이 있긴 하지만 드물다. 언제부터 체중이 늘었는지를 물었더니 소양인 감정을 받은 후 돼지고기를 즐겨 먹으면서부터라고 했다.

이 남성은 혈압이 자꾸만 높아가고 눈도 침침해져 나이에 비해 건강 악화가 빨리 오고 있는 것 같다고 했다. 또 머리숱이 눈에 띄게 줄어 대머리가 되지 않을지 걱정하고 있었다. 어려서부터 장이 약하다는 것은 스스로도 느끼고 있었지만 워낙 먹성이 좋아 가리지 않고 많이 먹어왔는데, 언제부턴가 무엇이든 먹기만 하면 가스가 차고 일정 시간이 지나기 전까지는 배가 아프거나 불편하다고 했다. 약하게 타고난 장 기능이 더욱 악화된 것이었다.

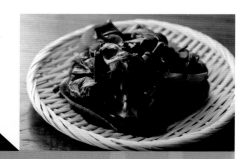

화火 기운의 태음인

소양인으로 착각되기 쉬운 화火 기운의 태음인인 경우 어느 정도는 소양인 음식을 먹어도 된다. 하지만 자주, 장기적으로 즐기면 치명적이다. 태음인 음식 중에 뭉친 기운을 풀어주는 수수와 콩은 화火 기운의 태음인에게 보약이다. 또한 미역이나 김 같은 해조류나 호박도 아주 좋다. 시원한 생수를 자주 마시는 것도 간단하지만 큰 효과를 낼 수 있는 건강법이다.

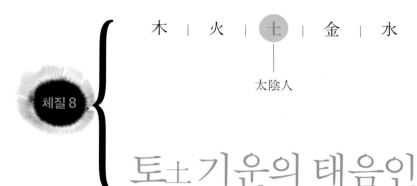

木 | 火 | 土 | 金 | 水

太陰人

토土 기운의 태음인

겉으로는 듬직하고 안정적이지만 속으로 끙끙 앓는 체질이다. 헌신적이고 상대를 배려하는 사람이 많다. 받는 것보다는 베푸는 것을 통해 즐거움을 얻는다. 속이 깊다 보니 사람을 가볍게 사귀지 않아 친구가 많지 않다. 적극적이기보다는 수동적인 사람이 많다. 성취감 없이 수동적으로만 살다 보면 노이로제, 우울증, 정신분열증을 앓는 수도 있다.

토土 기운의 태음인은 위장이 약해 물을 많이 마셔야 건강하다. 음식이나 술을 좋아하는 사람이라면 갑자기 살이 찌는 경우가 많다. 일반적으로 20대까지는 마른 체격을 유지하다가 30대 중반을 넘어서면서 체중이 늘어난다.

1970년 음력 1월 12일 오전 2시 40분 출생 | 남성

+ 庚戌 | 金土
+ 戊寅 | 土木
+ 戊辰 | 土土
- 癸丑 | 水土

木 1, 火 0, 土 5, 金 1, 水 1

●   2년 동안 쌀국수 전문점을 운영하다 크게 실패한 뒤로 삶의 의욕을 잃고 살아가던 이 남성에게는 만성피로라는 고질병이 있었다. 최근 들어 이유 없이 몸이 더 피곤하고 온몸이 늘 매를 맞은 것처럼 아프다고 했다. 잠을 많이 자도 뻐근하고, 시간이 지나도 몸이 풀리거나 잠이 깨지 않는다고 했다. 첫 만남 때도 몸이 뻣뻣해 보였으며 얼굴에는 여드름이 가득했다.

말이 없고 자기표현을 그다지 잘하지 못해 스스로 늘 대인 관계에 자신이 없다고 했다. 오행상 토土 기운이 강한 반면 수水 기운이 약한 이 남성은 마른 땅, 척박한 땅이라고 할 수 있다. 육체적으로는 혈액순환이 잘 되지 않고 정서적으로는 불안하며, 매사가 답답하고 재미없었을 것이다.

평소 물을 많이 마시고 음식은 적게 먹으며 기름기 있는 음식은 되도록 먹지 말 것을 권유했다. 이 세 가지만 지켜도 정체불명의 만성피로나 전신이 얻어맞은 듯 아픈 증상은 상당히 완화될 것이며 몸과 마음이 한결 가벼워질 것이라고도 이야기했다.

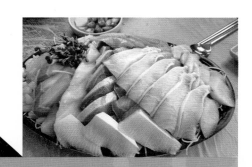

토土 기운의 태음인

토土 기운이 넘치는 태음인은 혈액순환 장애 문제를 비켜갈 수 없다. 이 장애를 예방하거나 극복하기 위해서는 첫째, 생수를 자주 마셔야 하며 둘째, 적게 먹어야 하며 셋째, 항상 변화를 추구해야 한다. 토土 기운의 태음인에게는 생선과 해산물이 특히 좋다. 하지만 육류는 소고기라 할지라도 그다지 좋지 않다. 대신 무김치나 태음인 나물인 더덕, 도라지, 부추, 시금치를 즐겨 먹는 게 좋다.

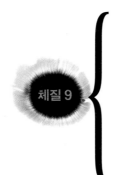

木 │ 火 │ 土 │ 金 │ 水

太陰人

금金기운의 태음인

시사적인 이슈나 유행에 민감하다. 새로운 것을 잘 받아들이는 반면 자신의 주관과 견해가 강해 다른 의견의 사람들과는 아예 대면을 하지 않거나 자신과 비슷한 사람만 만나는 경향이 있다. 집착이 지나쳐 때로 폭력적인 성향을 보이기도 한다. 하지만 조직생활에 잘 적응하고 경우에 밝다. 태음인 성향과 금金 기운의 성향이 잘 어울려 듬직하고 묵묵하면서도 변화에 민첩하게 대응한다.

사주상 적당한 금金 기운은 태음인에게 부족한 금金 기운을 보완해 주기에 대부분 건강하고 큰 질환을 앓지 않으며 병에 걸려도 잘 치료되는 경우가 많다. 하지만 금金 기운이 지나치면 목木 기운을 눌러 간 기능이 떨어질 위험성이 크다.

1980년 음력 8월 26일 오전 12시 49분 출생 | 남성

+ 경신 庚申 | 金 金
- 을유 乙酉 | 木 金
- 신해 辛亥 | 金 水
+ 무자 戊子 | 土 水

木 1, 火 0, 土 1, 金 4, 水 2

●   오행상 금金은 폐와 기관지, 대장의 기운을 다스린다. 금金 기운이 강하면 간의 기운을 다스리는 목木을 다치게 할 수 있다. 사상체질에 따르면 태음인은 간의 기능이 강하다. 하지만 오행상 금金 기운이 강하면 목木 기운의 약해져 간 기능이 떨어질 수도 있다. 태음인 중에 술 못 마시는 사람, 체격이 크지 않고 목도 굵지 않으며 성격이 까다롭다고 느껴지는 사람이 있다면 그는 금金 기운이 강할 것이다.

이 남성은 180센티미터가 넘어보이는 큰 키에 마른 체격이었고, 술을 한잔만 마셔도 정신 없이 허둥대며 잠에 곯아떨어지는 체질이었다. 이벤트 관련 일을 하고 있었는데, 사람 만나기를 좋아하고 발도 넓어 원만한 대인 관계를 유지하고 있었다. 의리를 중요하게 여겨

친구와 돈독한 우정을 이어가고 있지만 친구에게 실망하거나 서운한 일이 생기면 순간 냉정해지면서 폭력적인 기질이 발동되는 자기 자신이 두렵다고 했다. 생김새나 성격으로는 딱 태양인이었다.

이 남성이 가장 간절하게 원한 것은 '술을 마실 수 있는 몸'이었다. 하지만 아쉽게도 술을 마실 수 있는 체질로 바꾸는 비법 같은 것은 존재하지 않기에 그의 기대에 부응하는 대답은 해줄 수 없었다.

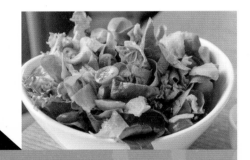

금金 기운의 태음인

금金 기운이 강해 태음인 음식이 잘 맞지 않는 특이한 경우다. 이러한 체질을 가진 사람에게 가장 중요한 것은 음식보다도 숙면이다. 또한 못 마시는 술을 억지로 마시면 절대 안 된다. 금金 기운의 태음인에게는 태음인 음식 중 푸른 채소와 해산물이 특히 좋다.

木 | 火 | 土 | 金 |

太陰人

수水 기운의 태음인

소음인과 비슷한 마니아적 성향이 있다. 주관이 강하기 때문에 융통성을 발휘해야 하는 상황에서 많은 갈등을 한다. 자신의 꿈이 주변의 기대 때문에 좌절되는 경우도 많다.

사주에 목木 기운이 충분하면 괜찮지만 부족할 경우 대부분의 남성은 색을 밝혀 과다한 정력 소비로 신장질환이 생길 수 있다. 신장의 기운이 허해져 피부가 쉽게 상해 피부질환이 오기도 한다. 사주 내에 수水 기운이 넘치고 화火나 토土 기운이 부족하면 당뇨가 올 확률이 높다. 운동량이 과다할 경우 늑막염이 오기 쉬우며, 냄새에도 매우 민감하다. 이 체질의 사람들은 대체로 장이 약하다.

1966년 음력 9월 17일 오전 12시 10분 출생 | 남성

+ 병오 丙午 | 火 火
+ 무술 戊戌 | 土 土
- 계해 癸亥 | 水 水
+ 임자 壬子 | 水 水

木 0, 火 2, 土 2, 金 0, 水 4

● 평소에는 차분한 성향으로, 말을 점잖게 하고 따뜻하며 섬세하지만 술이 들어가면 전혀 다른 사람이 됐다. 술을 마시면 말이 많아지고 실수를 해 괴롭다고 했다. 특히 쉽게 욕을 하고 색을 밝혀 거친 말과 행동이 나왔고, 주변 사람들이 눈살을 찌푸린다고 했다.

이 남성은 오행상 목木의 기운이 약하기 때문에 20대 때만 해도 술을 그리 잘 마시지 못했다. 한때 큰돈을 벌었지만 모두 술 마시고 색을 밝히는 데 탕진했다. 과거의 행동을 후회하면서도 그 습성을 버리지 못하는 것은 수水 기운의 특성 중 하나인 중독성 때문이다.

이 남성처럼 수水 기운이 넘치는 태음인은 땀을 많이 흘려야 한다. 그래야만 몸이 가벼워지고 정서적으로 안정되며 넘치는 정력 역시 잘 다스릴 수 있다.

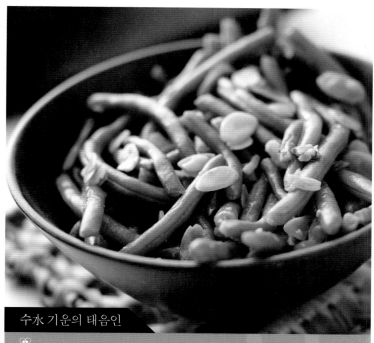

수水 기운의 태음인

❀

목木기운이 약하므로 신맛, 담백한 맛이 맞는다. 그중에서도 특히 콩이 보약이다. 무엇보다 제때 밥을 먹어야 한다. 짜게 먹는 것은 매우 해로우며 충분한 숙면을 취해야 한다. 소고기는 몸에 잘 맞지 않으니 먹는다면 살코기 부위로만 먹어야 한다. 특히 돼지고기는 매우 해롭다. 비만과 더불어 당뇨, 대장질환 등을 일으킨다. 녹용과 녹각은 빠른 치료 효과를 보인다.

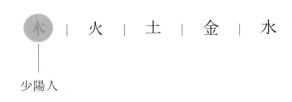

木 | 火 | 土 | 金 | 水

少陽人

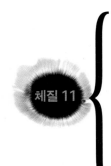

목木 기운의 소양인

사주상의 목木 기운이 소양인의 뜨거운 화火 기운을 더욱 부채질해 대부분 산만하다. 하고 싶은 게 많아 일을 잘 벌이지만 제대로 끝맺음을 하는 경우는 드물다. 사주에 수水 기운이 약한 경우에는 끈기와 지구력이 떨어져 한 우물을 파지 못하고 방황하는 경향이 있다. 게다가 방랑벽이 있고 생각이 많아 목표를 찾기까지 오랜세월을 그냥 흘려보내기도 한다.

목木 기운의 소양인은 늦은 나이에 학업을 시작하는 경우가 많고 결혼에 큰 비중을 두지 않는다. 감정의 기복이 심해 즐거울 때와 우울할 때의 편차가 심하다. 또한 간에 열이 차기 쉽고 갑상선 질환을 앓을 가능성이 높다. 속세를 등지고 싶은 충동을 자주 느끼기도 한다.

1983년 음력 1월 8일 오전 2시 10분 출생 | 여성

- 계해 癸亥 | 水 水
+ 갑인 甲寅 | 木 木
- 기묘 己卯 | 土 木
- 을축 乙丑 | 木 土

木 4, 火 0, 土 2, 金 0, 水 2

●　　　마른 체형에 청아한 목소리를 가진 이 여성은 취업을 할지 대학 진학을 할지 고민 중이었다. 차분하면서도 해맑은 미소를 잃지 않는 그녀는 하고 싶은 것도, 배우고 싶은 것도 많은 듯했다. 사람들과 교류하기를 좋아하고 호기심도 많은 발랄한 성격이었다. 하지만 사주장 오행의 목木기운이 강해서 하고 싶은 것, 관심 있는 것은 많지만 열정이 집중되지 않아 늘 겉도는 답답함을 느꼈다.

또 이상하게도 밥만 먹으면 배가 아파 밥보다는 군것질로 끼니를 해결한다고 했다. 식구들과 밥을 먹으면 어른들에게 깨작거린다는 핀잔을 들었다. 평소 특별한 병을 앓고 있는 것도 아닌데 밥만 먹으면 배가 아픈 이유는 그 밥이 쌀이기 때문이다. 소양인에게는 보리밥이 건강식이다. 현대인의 입맛에 100% 보리밥은 무리이기에 쌀밥

에 보리를 많이 넣어 먹으라고 했다. 당장 먹기에는 불편할 수 있지만 계속 먹다 보면 속도 편해지고 마음속의 울화도 완화되어 마음이 편해질 것이라고 이야기해주었다.

보리를 많이 넣은 밥을 먹은 후 그녀는 더 이상 배가 아픈 증상을 겪지 않았다. 당시에는 말하지 못했던 변비 증상도 사라졌다고 했다. 심지어 어떤 문제를 해결할 때 예전처럼 허둥대거나 혼란스러워하지 않는다고 했다. 또한 취업과 학업의 기로에서 갈등하던 것을 멈추고 차분하게 학업을 선택했다.

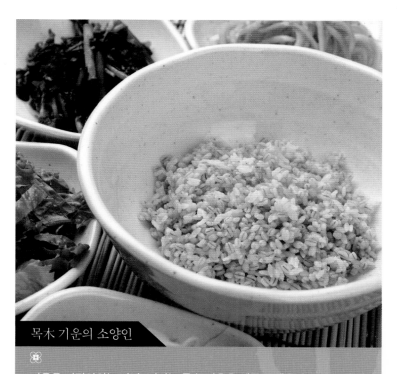

목木 기운의 소양인

마음을 가라앉히는 단맛, 넘치는 목木 기운을 빼주는 태음인 음식도 잘 맞는다. 소양인 음식 중에서도 칼슘 함유가 높은 음식과 담백하고 자극적이지 않은 맛이 좋다. 앞에서 이야기한 보리밥 역시 몸에 획기적인 변화를 가져다 줄 것이다. 매운맛을 즐기면 성격은 더욱 날카롭고 예민해지므로 피하는 것이 좋다.

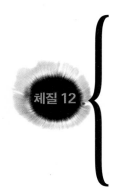

木 | 火 | 土 | 金 | 水

少陽人

체질 12.

화火 기운의 소양인

소 양인 사주에 화火 기운이 강하면 그야말로 전형적인 소양인의 특성을 띤다. 뜨겁고 건조한 소양인 체질에 사주의 화火 기운까지 강하게 작용하니 몸이 매우 건조해 심장 질환, 고혈압, 중풍이 오기 쉽고 울화병을 지닌 사람이 아주 많다. 대부분 마른 체질이지만 비만일 경우에는 아주 심각한 병에 걸릴 수 있으니 특히 조심해야 한다. 신장 기능에도 문제가 있어 명치끝에 몽우리가 맺힌 듯한 통증을 자주 느낀다.

성격이 급해 말을 더듬기도 한다. 웃다가 버럭 화를 내기도 하며 주의가 산만하다. 어린 시절 인삼, 녹용 등을 많이 먹은 사람은 사회생활을 잘 하지만 말하고 행동하는 것이 어딘가 부자연스러운 모습을 보인다. 총명함이 지나쳐 스스로 자괴감에 빠지는 경우도 많다.

1966년 음력 8월 6일 오후 8시 출생 | 남성

+ 병오 丙午 | 火 火
− 정유 丁酉 | 火 金
+ 임오 壬午 | 水 火
+ 경술 庚戌 | 金 土

木 0, 火 4, 土 1, 金 2, 水 1

● 　　이 남성은 온몸을 두드려 맞는 듯한 통증과 좋지 않은 불편한 방광 상태 때문에 사회 활동에 많은 어려움을 겪었다. 병원에서 특별한 병은 없다고 했으나 항상 무력해 매사에 짜증과 화가 자주 난다고 했다. 약을 먹는다고 호전될 병이 아니라 아무런 손을 쓰지 못하는 상황이라 매우 괴로워 했다.

　이 남성은 화火의 기운이 강한 소양인이면서 수水의 기운이 상대적으로 약해 신장과 방광의 기력이 많이 쇠한 상태일 수도 있었다. 상담을 시작하면서 신장이 안 좋을 수 있으니 특별히 조심하고 관리를 잘해야 한다고 했다.

　이 남성과 같은 화火 기운의 소양인에게는 차고 습한 성분의 음식이 보약이다. 돼지고기, 고등어, 정어리 같은 음식은 혈압을 내리고 화가 치미는 것을 풀어주어 마음을 편하게 한다. 물론 신장의 기능도 좋게 해 온몸이 이유 없이 아픈 증상을 완화시킬 수 있다.

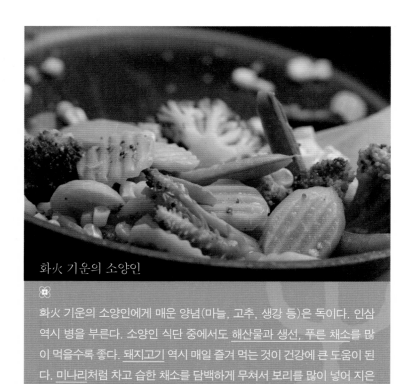

화火 기운의 소양인

화火 기운의 소양인에게 매운 양념(마늘, 고추, 생강 등)은 독이다. 인삼 역시 병을 부른다. 소양인 식단 중에서도 해산물과 생선, 푸른 채소를 많이 먹을수록 좋다. 돼지고기 역시 매일 즐겨 먹는 것이 건강에 큰 도움이 된다. 미나리처럼 차고 습한 채소를 담백하게 무쳐서 보리를 많이 넣어 지은 밥과 함께 먹으면 회춘할 수 있다.

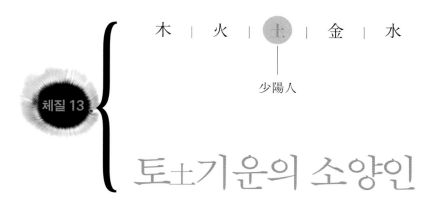

木 | 火 | 土 | 金 | 水

少陽人

토土기운의 소양인

화 생토火生土라 하여 토土 기운이 강하면 화火 기운이 강한 것
만큼은 아니지만 성격이 급하다. 배짱이 좋고 통이 크지만
경제적 관념이 약한 사람이 많다. 사업을 하면 실패하기 쉽지만 말하
는 직업이나 가르치는 분야로 가면 안정적이다. 애정 관계와 대인 관
계의 선이 불분명해 이성의 오해를 사기 쉽다. 활동을 많이 해야 하
며 대중의 인기를 얻고 싶어 하는 심리가 강하다. 소식을 하는 것이
좋고, 비교적 건강하지만 한번 아프면 잘 낫지 않는다. 사업을 하거
나 돈을 다루는 일을 하면 빈털터리가 되는 것은 순간이며 이러한 실
패를 대수롭지 않게 여기기도 한다. 사주에 수水 기운이 부족하면 자
녀가 귀하고 생식기 질환에 유의해야 한다.

1976년 6월 19일 오전 10시 20분 출생 | 여성

+ 병진 丙辰 | 火土
- 을미 乙未 | 木土
+ 무진 戊辰 | 土土
- 기미 己未 | 土土

木 1, 火 1, 土 6, 金 0, 水 0

●   이 여성은 평소에는 말이 없고 차분하다가도 무언가 집중이 필요한 일이나 관심 분야에 대한 이야기가 나오면 자기도 모르게 말이 빨라지고 흥분했다. 평소의 차분한 이미지가 전혀 다른 모습으로 변하자 내숭을 떤다고 핀잔을 준 사람도 있었다.

토土의 기운은 화火의 기운이 타고 남은 후의 기운이라 토土 자체로도 상당한 열기를 지니고 있다. 활활 타오르는 불은 아니어도 말이다. 특히 사주상의 '미未'자가 들면 한참 땅이 더워지는 여름으로 가는 시기이기에 더욱 그렇다.

항상 분주하게 움직이고 적게 먹어야 한다고 이야기하니 본인도 쉬는 날 집에 있으면 괜히 짜증이 나고 답답하다고 했다. 음식도 좀 많이 먹었다 싶으면 다음 날까지 배가 고프지 않다고 했다. 먹는 것

을 워낙 좋아해 20대에 과식을 일삼고 늘 군것질을 해서 위가 나빠진 것인지 소화력이 예전 같지 않다고 했다. 소양인이라 해서 모두가 소화력이 좋지만은 않다는 걸 보여주는 예다.

소양인 체질의 사람이 오행상 토土 기운이 강하면 40대 중반 이후로 비만이 오기 쉽고 이로 인한 심장질환을 앓을 수 있기 때문에 젊은 시절부터 중년과 말년의 건강에 미리 대비해야 한다.

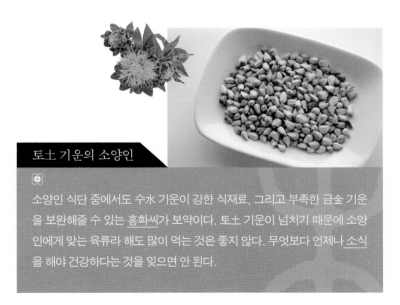

토土 기운의 소양인

소양인 식단 중에서도 수水 기운이 강한 식재료, 그리고 부족한 금金 기운을 보완해줄 수 있는 홍화씨가 보약이다. 토土 기운이 넘치기 때문에 소양인에게 맞는 육류라 해도 많이 먹는 것은 좋지 않다. 무엇보다 언제나 소식을 해야 건강하다는 것을 잊으면 안 된다.

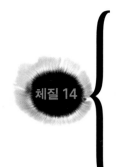

木 ｜ 火 ｜ 土 ｜ 金 ｜ 水

少陽人

체질 14

금金기운의 소양인

현실 감각이 있으며 장사나 영업 분야에서 두각을 드러낸다. 머리가 좋고 일을 통한 사회적 성취 욕구가 강하다. 처세에 능하며 언변 또한 유창하나 사실과 다른 그럴듯한 말솜씨로 인해 신뢰하기 어려운 사람이라는 평을 듣기도 한다. 목소리가 큰 사람이 많고 우스운 소리를 잘한다. 명예욕과 자존심이 강해 힘든 일이나 폼이 나지 않는 일은 안 하려 한다. 운동을 좋아하나 관절이 약하다.

사주상 금金 기운이 지나치게 강한 경우 화火의 기운을 억누르므로 소장의 기능이 떨어져 피부질환이 오기 쉽다. 근육질의 체질이 많고 술을 좋아한다. 잠을 깊게 이루지 못하는 사람이 많다.

1970년 음력 7월 7일 오전 9시 40분 출생 | 남성

+ 경술 庚戌 | 金土
+ 갑신 甲申 | 木金
+ 경신 庚申 | 金金
– 신사 辛巳 | 金火

木 1, 火 1, 土 1, 金 5, 水 0

●   사주상 금金 기운과 소양인 체질이 맞물려 매우 급하고 직선적인 성향을 갖고 있다. 평소에는 매너가 좋다가도 무언가 자신의 마음에 들지 않는 상황이 오면 폭력적으로 변한다. 주변 사람들을 불안하게 하는 언행으로 물의를 일으키는 경향이 있다. 또한 놀기를 지나치게 좋아한다. 금金 기운의 강하고 날카로운 성향과 소양인의 조급함이 더해져 놀고 또 놀아도 늘 부족한 것이다.

    필자는 거칠고 직선적인 언어를 순화할 필요성을 언급하면서 금金 기운을 부드럽게 해줄 수 있는 가벼운 운동을 권유했다. 금金 기운의 소양인 남성에게는 수영처럼 관절에 무리를 주지 않고 몸의 유연성을 길러주는 운동이 제격이다.

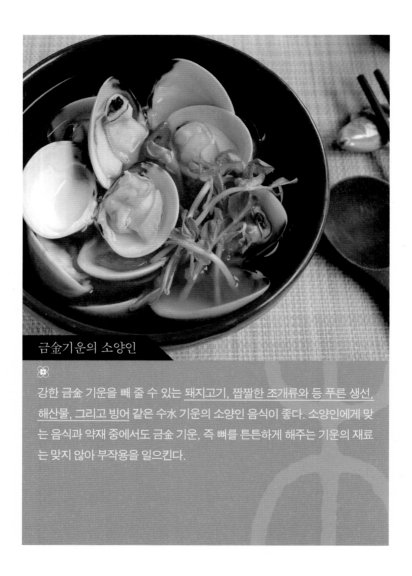

금金기운의 소양인

❀

강한 금金 기운을 빼 줄 수 있는 <u>돼지고기, 짭짤한 조개류와 등 푸른 생선, 해산물, 그리고 빙어</u> 같은 수水 기운의 소양인 음식이 좋다. 소양인에게 맞는 음식과 약재 중에서도 금金 기운, 즉 뼈를 튼튼하게 해주는 기운의 재료는 맞지 않아 부작용을 일으킨다.

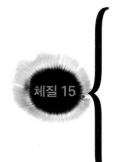

木 | 火 | 土 | 金 |

少陽人

수水기운의 소양인

또 겁고 건조한 소양인이 차고 습한 수水 기운을 많이 갖고 있는 경우, 소음인에게 잘 나타나는 마니아적 성향과 자신의 정신 세계에 몰두하는 경향이 강하게 드러날 수 있다. 대체로 말을 잘하고 대인 관계가 원만하다. 화끈한 성격을 가지고 있지만 차분하고 냉정해야 할 때에는 발군의 판단력을 발휘하기도 한다. 자상하고 세련된 감각을 지니며 눈썰미도 좋다. 하지만 자기 고집이 강해 자신의 잣대로 사람과 세상을 재단하려는 무모함을 보이기도 한다.

혈압의 높낮이가 일정치 않고 몸이 냉해 소음인으로 착각되기 쉬운 체질이다. 다행스럽게도 평생 살이 잘 찌지 않는 체질이다.

1967년 음력 2월 26일 오전 12시 50분 출생 | 여성

- 정미 丁未 | 火 土
- 계묘 癸卯 | 水 木
- 기해 己亥 | 土 水
+ 갑자 甲子 | 木 水

木 2, 火 1, 土 2, 金 0, 水 3

● 　　　다소곳한 외모에 차분한 분위기 때문에 소음인이라고 생각했다. 조심스러워 보일 정도로 말을 조용하게 하며, 이목구비가 또렷하고 몸집도 아담했기 때문이다. 잘 알려져 있는 전형적인 소음인 체형이었다. 이 여성 역시 자신이 소음인이라고 믿고 있었다. 하지만 사주를 보니 소양인의 화火 기운을 제압하는 수水 기운이 강했고, 소음인이 아닌 다른 체질일 수도 있겠다고 판단했다. 그녀는 소양인이었다. 몇 차례 체질 감정을 받은 적이 있었고, 대부분 소음인으로 판별되었으며 심지어는 태음인으로 감정된 경우도 있다고 했다.

　　사주에서는 해묘미亥卯未 삼합 중 둘만 있어도 여성적인 섬세함과 논리성, 차분한 분위기의 성향을 드러내기가 쉬운데, 이 여성의 경우 이 삼합 전부가 들어 있었으니 소음인이라는 판별에 의심할 여

156

지가 없었다. 게다가 오행에 금金 기운이 부족하다 보니 강한 척을 하려 해도 내면으로는 선천적이고 일반적인 여성의 성향이 강했던 것을 본인도 부정할 수는 없었을 것이다.

거듭 강조하지만, 성격이나 기질만으로 체질을 분류하는 것은 올바르지 못한 분류다. 성격이나 기질은 살아가면서 맞닥뜨리는 환경이나 후천적인 경험에 의해 얼마든지 변할 수 있기 때문이다.

이 여성에게 필요한 체질식은 당연히 소음인이 아닌 소양인의 체질식이었다. 오행체질에 대한 이해가 없다면, 감정하는 이의 열에 아홉은 소양인인 그녀에게 소음인 체질식 처방을 내렸을 것이다.

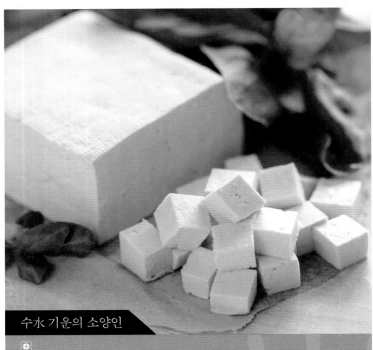

수水 기운의 소양인

비위가 약한 소양인이기 때문에 소양인 식단 중에서도 수水 기운이 강한 음식, 그리고 기름기 많은 식재료는 맞지 않다. 오히려 태음인의 음식이 무난하다. 소음인 음식 중에서도 강한 양념을 쓰지 않은 것이라면 크게 해롭지는 않을 것이다. 이러한 체질은 앞에서 이야기한 것처럼 태음인이나 소음인으로 판별되기 쉽다. 따라서 약재를 써서 질환을 다스리기에 조심스러운 체질이다.

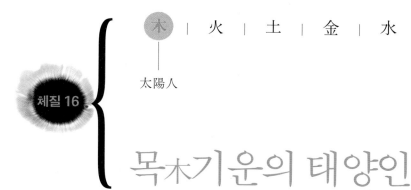

木 | 火 | 土 | 金 | 水

太陽人

체질 16

목木기운의 태양인

뜨 겁고 습한 체질인 태양인이 강한 목木 기운을 가지고 있을 경
우, 폐의 기운이 눌려 소극적인 성향을 보이기 쉽다. 이 때문
에 자신의 처지와 주변 상황에 불만이 많고 대인 관계가 원만하지 않
을 수 있다.

태양인은 대체로 분석하기를 좋아하며 생각이 많다. 여기에 목木
의 기운이 더해지면 복잡한 심리 상태에 놓이기 쉽고, 이러한 심리
상태가 우울증으로 발전해 염세적인 성향을 보이기도 한다. 철학 등
의 학문, 그리고 예술 분야의 직업이나 취미를 통해 자신을 통제하려
는 노력이 필요하다. 일반적으로 말이 없고 나이보다 젊어 보이는 사
람이 많다.

1974년 음력 8월 12일 오후 2시 50분 출생 | 여성

+ 갑인 甲寅 | 木 木
- 계유 癸酉 | 水 金
+ 신미 辛未 | 金 土
- 을미 乙未 | 木 土

木 3, 火 0, 土 2, 金 2, 水 1

●   뚜렷한 주관, 의지, 강한 자존심은 태양인의 대표적인 성향이자 장점이다. 하지만 때로는 스스로를 외롭고 고독한 생활에 가두는 원인이 될 수도 있다. 이 여성은 사회생활은 물론이고 친구 관계에서도 벽을 쌓고 살아가는 사람이었다. 자신의 기준으로 사람을 해석하려 했고, 사람들에게 불만이 쌓이자 특별한 힘에 의존했다.

그녀는 평소 신경이 예민해 잦은 두통과 소화불량, 끊이지 않는 상념으로 인한 신경쇠약을 겪었다. 이로부터 영적인 세계에 대한 목마름이 시작되었으며, 여기에 태양인 특유의 직관과 날카로운 예지력은 그녀를 무속인의 길로 이끈 큰 힘이 되었을 것이다. 또 사주상 인유寅酉 원진의 작용이 그러한 결정에 더욱 힘을 실어주었을 것이다. 사주에 인유 원진이 든 사람은 감정의 편차가 심하고 기분이 상

하면 잘 체하는 등 위장 장애가 잘 일어난다. 즉 신경성 위장 질환이 오기 쉽다. 다행이라면 목木 기운 태양인은 자기 수련에 대한 강박관념이 있다는 것이다. 이러한 성향의 태양인은 호흡, 기 수련, 요가 등의 수련으로 자신을 다스릴 수 있고 체질식이 병행되면 더 큰 효과를 얻을 수 있다.

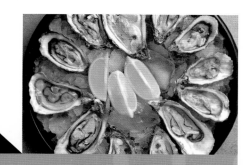

목木 기운의 태양인

태양인은 무엇보다 소식을 생활화해야 한다. 입맛이 없으면 물을 마시며 끼니를 건너뛰는 것이 차라리 건강에 좋다. 기름기 없는 생선이 좋고, 담백한 해산물과 해조류가 먹을 것 거의 없는 태양인의 유일한 보양식이다. 육류는 모든 종류가 좋지 않다. 참아야 한다.

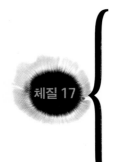

木 | 火 | 土 | 金 | 水

太陽人

체질 17

화火기운의 태양인

　방랑벽이 심하다. 현실과 타협을 잘 하지 못하고, 조직·단체 생활에 불화가 많다. 어떠한 직업을 가져도 만족하기 어렵고 언제나 이상적인 생각에 사로잡혀 방황하기 쉽다. 무언가 특별한 일을 하고 싶어 한다. 하지만 자신이 원하는 것을 찾았다 해도 쉽게 열정이 식어 또 다른 일을 찾아 헤매기 일쑤다.

　혼란과 혼돈의 시대에서는 위대한 업적을 남기는 유형이지만 안정된 사회 체제에서는 답답해한다. 통이 크고 기분파라 자신의 마음에 들면 아낌 없이 베푼다. 영웅호걸적인 성향이 강하며 불의를 보면 참지 못한다. 얼굴은 붉은 색을 띠며 눈동자 색 또한 옅은 갈색이거나 홍조를 띠는 경우가 많다.

162

1977년 음력 5월 14일 오후 2시 30분 출생 | 여성

- 정사 丁巳 | 火 火
+ 병오 丙午 | 火 火
+ 무오 戊午 | 土 火
- 기미 己未 | 土 土

木 0, 火 5, 土 3, 金 0, 水 0

●   행정학을 전공한 이 여성은 전공 선택을 잘못했다고 생각하고 있었다. 오행상 화火기운이 강한 데다 태양인이라는 체질을 타고 났으니 수많은 회사의 사무직, 비서직을 거치면서도 어느 한 자리에 만족하지 못하고 헤맬 수밖에 없었을 것이다. 직장에서 흔히 일어날 수 있는 업무상의 스트레스도 견디기 힘들어 했다. 더 나은 회사로 옮긴다 해도 업무 자체가 그녀와 맞지 않으니 만족스러운 직장 생활이 될 리 없었다.

지금이라도 늦지 않았으니 자신의 열정을 불사를 수 있는 분야로 나가라고 조언을 해주었다. 화火 기운이 강한 태양인에게는 어렵겠지만, 다른 사람과의 여유 있는 대화와 여가 생활은 삶을 변화시켜 줄 중요한 요소라는 점을 기억해야 한다.

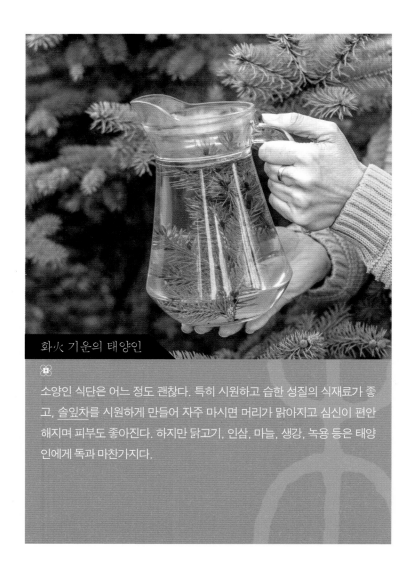

화火 기운의 태양인

✿

소양인 식단은 어느 정도 괜찮다. 특히 시원하고 습한 성질의 식재료가 좋고, 솔잎차를 시원하게 만들어 자주 마시면 머리가 맑아지고 심신이 편안해지며 피부도 좋아진다. 하지만 닭고기, 인삼, 마늘, 생강, 녹용 등은 태양인에게 독과 마찬가지다.

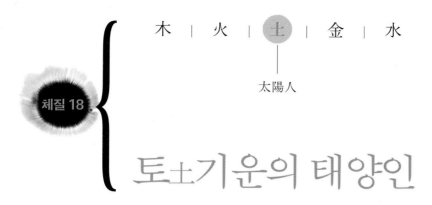

木 | 火 | 土 | 金 | 水

太陽人

체질 18

토土기운의 태양인

통 이 큰 기분파다. 개인적인 만족과 부를 좇기보다는 사회사업 같은 큰일을 할 때 만족을 느낀다. 오히려 개인적인 사업을 했을 때 성공할 가능성은 희박하다. 특히 명예를 중요시 여긴다. 도박에 관심이 많고 투기를 좋아해 전 재산을 잃기도 한다.

침착하고 주도면밀한 성향이며 다른 사람의 일을 돕는 데 적극적이다. 음식을 잘 먹지 않는 사람이 많고, 장이 약해 밥보다는 군것질로 식사를 대신하는 경우가 많다. 하지만 내성이 강해 작은 병치레가 없다. 일반인들이 잘 먹지 않는 음식을 먹어도 탈이 잘 나지 않으며, 특이한 식생활을 즐기는 사람이 많다.

1955년 음력 6월 9일 오후 7시 50분 출생 | 남성

- 을미 乙未 | 木土
- 계미 癸未 | 水土
- 기축 己丑 | 土土
+ 갑술 甲戌 | 木土

木 2, 火 0, 土 5, 金 0, 水 1

●   첫 만남 때 커다란 몸집을 보고 분명히 태음인일 거라고 짐작했다. 큰 몸집과 과묵해보이는 모습이 '보스'의 분위기를 풍겼기 때문이다. 하지만 대화를 나누면서 그런 생각은 바뀌었다. 끊임없이 말하며 자신의 이야기에 몰입하는 모습이 적어도 태음인은 아니었다. 하지만 태양인이라고 판단을 내리기도 힘들었다. 태양인 체질을 지닌 사람을 만나는 것은 쉽지 않기 때문이다. 게다가 평균 체중 이상의 태양인을 만나는 것은 더더욱 어렵다.

사실 그는 몸집이 커 보였을 뿐 살이 찐 체격은 아니었고, 과묵해보이던 첫인상은 그저 첫인상일 뿐이었다. 수준급의 말솜씨를 뽐냈고, 자신의 말에 몰입해 얼굴은 점점 상기되었다. 건강이나 체질에 대한 이야기가 나오면 그는 자신의 체질을 태음인이라고 했다.

하지만 그는 태양인이었다. 그 이유에 대해서는 건강상의 이유를 들어 설명해주었다. 체질은 외형적 특성이나 드러나는 성격이 아닌 체내 장기의 기운과 총체적인 기운의 결정체라는 것을 설명하자 그도 수긍하며 대장이 약하고 혈압이 높아 약을 먹고 있다는 사실을 덧붙였다. 물론 이 두 현상은 태양인에게 나타나는 것이다.

더 나아가 무엇인가를 수용하고 이해하는 것을 좋아하면서도 자신을 표현하지 않으려 하는 성향은 오행상 토土 기운이 강하기 때문이라고 이야기하자 그는 고개를 끄덕이며 맞장구를 쳤다.

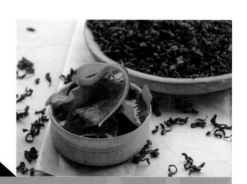

토土 기운의 태양인

태음인 음식 중 해조류, 담백하고 기름기 없는 것은 나쁘지 않다. 모든 육류가 체질에 맞지 않고, 무엇보다 소식을 해야 한다. 원래 배고픔을 잘 느끼지 못하기 때문에 태양인에게 소식은 크게 어려운 일이 아니다. 오히려 식욕이 왕성하다면, 비만으로 인한 질병이 유발될 수 있다.

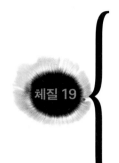

木 ｜ 火 ｜ 土 ｜ ｜ 水

太陽人

체질 19

금金기운의 태양인

호 언장담과 허언을 잘한다. 사소하거나 비현실적인 일에 열중한다. 그렇지만 남들이 하기 어려운 일, 실현 불가능한 일을 해내는 경우도 많다. 어려운 일을 마주하면 돌파구를 잘 찾아낸다. 두뇌 회전이 좋지만 성과를 남에게 빼앗기는 경우가 많다. 트집을 잘 잡고 언쟁이 잦다. 물리적인 폭력을 행사할 때도 있다.

자존심이 강하고 타인의 시선을 지나치게 신경 쓴다. 시대에 뒤떨어지는 언행을 보이는 경향이 있다. 가정을 이루어도 배우자와 자녀에는 무관심하지만 이성에 대한 소유욕은 매우 강하다.

1940년 음력 7월 22일 오전 10시 20분 출생 | 남성

+ 경진 庚辰 | 金土
+ 갑신 甲申 | 木金
+ 경자 庚子 | 金水
− 신사 辛巳 | 金火

木 1, 火 1, 土 1, 金 4, 水 1

●   금金 기운은 태양인에게 가장 크게 작용하는 기운이다. 태음인의 사주에서 오행상 목木 기운이 강하면 태음인의 특성이 강하게 작용하는 것과 같이, 태양인의 사주에서 오행상 금金 기운이 강하면 태양인의 기질과 성향이 더욱 강하게 드러난다고 할 수 있다.

이 남성은 태양인이면서도 금金 기운이 강한 삶을 살아왔다. 젊었을 때부터 술을 좋아했고, 이상적이고 모험적인 삶을 동경했으며 실제로 그렇게 살았다. 자신을 이끄는 타고난 기운에 따라 산 삶이었다.

과음, 폭음 습관이 걱정되어 병원을 찾았고, 얼마 전까지만 해도 "간의 기능이 좋기 때문에 오히려 가끔씩 술을 마시는 게 건강에 좋다"는 이야기를 들었다고 한다. 그러던 어느 날 그는 알 수 없는 복부 통증으로 병원에 입원했고, 담석증 진단을 받아 수술을 받았다. 하지

만 개복을 한 후에야 의사는 그 통증이 황색육아종성담낭염이라는
희귀한 병 때문이라는 사실을 알았다. 아주 까다롭고 어려운 수술을
마친 후 의사는 이 남성에게 오히려 "살아주어서 고맙다"는 이야기
를 여러 번 했다고 한다.

평소 술을 좋아했던 것은 사주상의 금金 기운이 화火 기운인 알코
올로 인해 변화해 태양인에게서는 찾아보기 힘든 부드럽고 편안한
기운을 만들었기 때문이라고 해석한다.

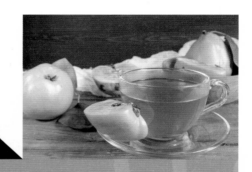

금金 기운의 태양인

❀

금金 + 금金, 태양인의 성향이 가장 잘 드러나는 케이스다. 간 질환이 일
어나기 쉬우며, 육류를 즐길 경우 성격이 날카로워진다. 또한 만성피로로
잠을 많이 자는 경향이 있으며 이로 인해 의욕이 감퇴되기도 한다. 조개,
해조류 같은 음식이 몸에 좋으며 상쾌한 솔잎차, 모과차를 자주 마시면 심
신이 편안해진다. 키위나 머루, 산딸기 같은 과실은 금金 기운의 태양인에
게 정력제로 작용한다.

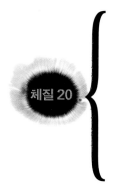

木 | 火 | 土 | 金 | 水

太陽人

수水기운의 태양인

또 겁고 습한 태양인 체질에 차고 습한 수水 기운이 더해져 원래 의 뜨거운 기운이 잘 드러나지 않는다. 태양인 기질보다는 오 히려 소음인 기질을 띠며, 학구적인 경향이 강하다. 다른 사람들이 간과하는 것을 잘 지적해내며, 매사에 비판적인 경우가 많다. 일반적 으로 말이 없고 대인관계가 원만하지 못하다.

융통성은 약하지만 지식을 바탕으로 한 전문 분야에서는 꾸준하 고 성실해 자기가 속한 조직에서는 인정을 받는 경우가 많다. 말없이 행동하는 스타일이며, 말실수하는 것을 아주 싫어한다. 의리가 있고 마음이 넓지만 사교성이 적어 혼자 지내는 경우가 많다.

1968년 음력 5월 16일 새벽 4시 59분 출생 | 남성

+ 무신 戊申 | 土 金
+ 병오 丙午 | 火 火
+ 임자 壬子 | 水 水
+ 임인 壬寅 | 水 木

木 1, 火 2, 土 1, 金 1, 水 3

●   사상체질을 감정할 때 가장 어려운 점은 타고난 사주상 오행의 기운이 그 체질에 어떤 영향을 주고 있는지를 파악하는 것이다. 사실 사상체질의 각 체질별 체형, 목소리, 성격, 말투 등은 통계화할 수 있는 데이터를 갖추고 있다. 하지만 그러한 데이터만으로는 각 체질이 가지고 있는 변수나 세부 사항을 판별할 수 없다. 앞에서 설명한 것처럼 태음인이면서도 소음인, 소양인 같은 체형과 성격을 지니고 있는 사람이 많기 때문이다.

이 남성은 분명 태양인의 체질을 타고났지만 생김새나 성향 등은 태음인 또는 소음인에 가까웠다. 평소 말이 없고 차분하며 조용한 이미지에 학구적인 분위기를 물씬 풍겼기 때문에 태양인 특유의 날카롭고 강한 이미지는 찾아볼 수 없었다. 그는 오행상 수水 기운이 강

한 체질이었고, 태양인의 뜨겁고 습한 기운이 더욱 습해져 신장이 허했으며 기억력 감퇴, 음주로 인한 수전증 등이 와있는 상태였다.

　필자는 술을 자제하고, 몸을 시원하고 건조하게 해주는 것이 건강을 유지하는 최선의 방법이라고 설명해주었다.

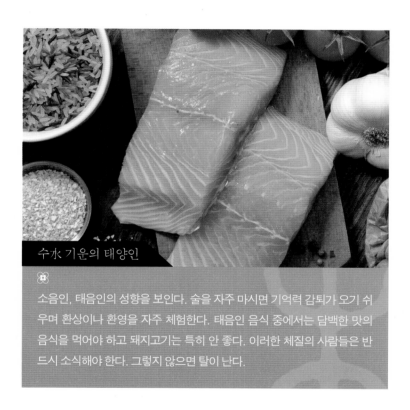

수水 기운의 태양인

소음인, 태음인의 성향을 보인다. 술을 자주 마시면 기억력 감퇴가 오기 쉬우며 환상이나 환영을 자주 체험한다. 태음인 음식 중에서는 담백한 맛의 음식을 먹어야 하고 돼지고기는 특히 안 좋다. 이러한 체질의 사람들은 반드시 소식해야 한다. 그렇지 않으면 탈이 난다.

알아두면 유용한 음식과 약의 궁합

1. 포도, 포도 주스와 감기약

감기약과 포도(포도 주스)는 함께 먹으면 안
된다. 포도(포도 주스)는 감기약에 들어 있는
항히스타민성분이 배설되는 속도를 늦춰
혈액에 약 성분이 더 오래 남아 있게 해 심장
마비 가능성을 높인다.

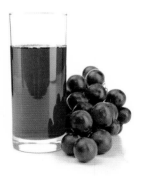

174

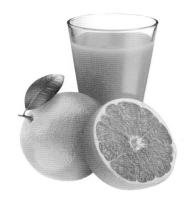
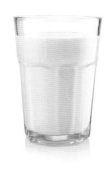

2. 자몽, 자몽 주스와 고혈압 약, 고지혈증 약

고혈압 약 또는 고지혈증 약(스타틴 계열)을 복용 중에 자몽(자몽 주스)을 먹으면 체내에 약물 흡수가 더뎌진다. 그러면 혈액 속 혈압 약(또는 고지혈증 약)의 세기가 너무 강해져 심장과 혈관의 수축을 과하게 억제하는데, 이때 혈압이 많이 떨어지니 주의해야 한다.

3. 우유와 항생제

우유에 들어있는 2가(2가 양이온) 또는 3가(3가 양이온)가 항생제(테트라사이클린) 등에 화학적 변형을 일으켜 체내 흡수가 잘 되지 않아 항생제의 약효를 보기 어려워진다.

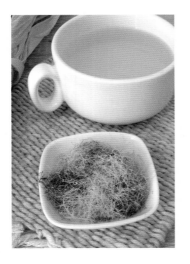

4. 옥수수수염차

옥수수수염차에는 다량의 칼륨이 함유되어 있다. 신장 질환이 있거나 신장의 기능이 약한 경우에는 음용을 자제해야 한다. 칼륨이 신장을 통한 노폐물 배출을 더디게 해 부정맥 또는 근육 쇠약의 부작용이 생길 수 있다.

5. 아스피린

수술을 앞두고 있는 경우 7일 전부터는 아스피린을 복용하면 안 된다. 항 혈전 작용이 혈액 응고를 방해해 과다 출혈의 위험이 있기 때문이다. 또한 수술 부위가 잘 아물지 않을 수도 있다.

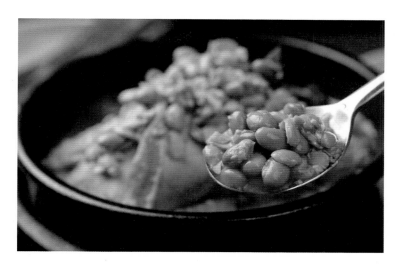

6. 청국장

청국장에 들어 있는 비타민K는 지혈을 막기 때문에 수술 전후로는
섭취하지 않는 게 좋다.

7. 타이레놀

아세트아미노펜이 함유되어 있는 대중적인 두통
약이다. 아세트아미노펜 성분은 한약 복용 시 특
별한 부작용이 없기에 섭취해도 무방하다.

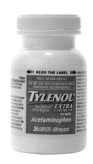

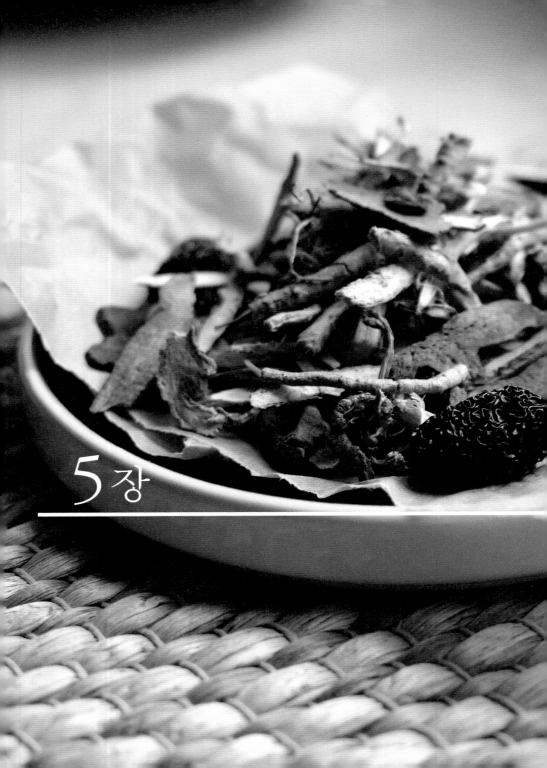

5장

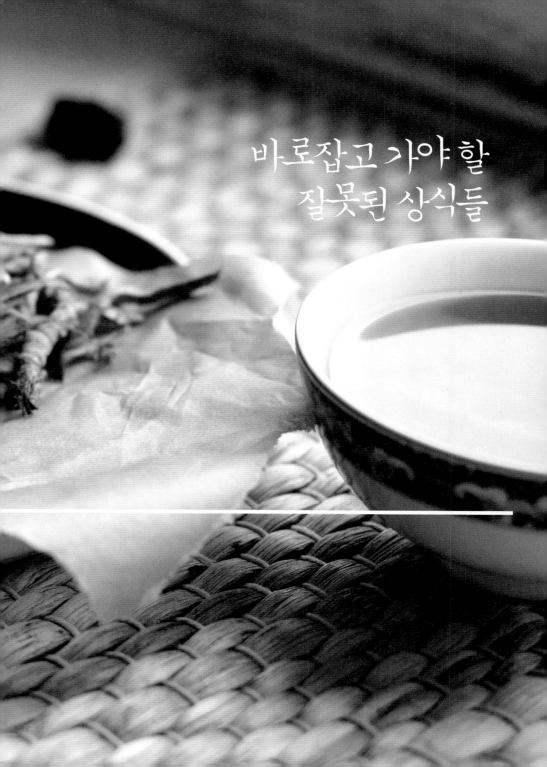

바로잡고 가야 할
잘못된 상식들

05

①
달걀은 완전식품이니
체질에 관계없이 다 좋다?

일반적으로 사람들이 잘못 알고 있는 상식 중 하나가 달걀이 완전식품이라는 말이다. 20~30대의 젊은 여성들도 다이어트를 위해 꾸준히 섭취하는가 하면, 노년층도 단백질 보충과 영양의 균형을 위해 꼭 먹으려고 하는 음식이 바로 달걀이다. 앞서 체질에 따라 약이 되는 음식과 독이 되는 음식에 대해 나열했다. 완벽에 가까운 음식이 있을지라도 그것을 먹는 사람마다 영양을 다르게 받아들인다. 달걀은 그 자체로는 훌륭한 영양원은 될 수 있으나 소양인과 태음인, 태양인에게는 정반대의 효능을 보인다.

소양인은 변비와 짜증, 고혈압이 발생할 수 있고, 태음인은 피가 탁해져 고지혈증, 당뇨, 아토피 등의 피부질환이 생길 수 있으며 불필요하게 살이 찐다. 태양인은 산만해질 수 있으며 담낭과 간의 기능이 떨어지고 폭력적인 성향을 보일 수도 있다. 그러나 소음인은 꾸준히 달걀을 먹으면 피부도 좋아지고 살도 찌지 않으며 호흡도 편해진다. 소음인에게는 정서적·영양적으로 완전체 음식인 것이다.

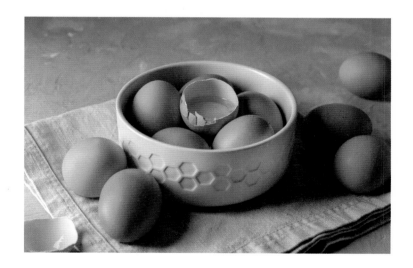

2

출산을 앞두고 돼지 족발을 삶아 먹으면 아기가 잘 나온다?

이 이야기는 과거 먹을 것이 부족하던 시절, 그나마 가격이 저렴한 돼지 뼈를 출산을 앞둔 산부에게 바치는 '영양식의 의미'에서 비롯되지 않았나 싶다. 소양인 여성이 돼지족발을 삶아 마시거나 돼지고기를 식재료로 한 음식을 출산 전에 즐겨 먹으면 아기가 수월하게 나올 수도 있다. 실제로 소양인 여성이 출산 전 돼지고기로 된 음식을 챙겨 먹고 산후 조리에 효과를 보았으며, 이를 계속하면 조혈 작용도 원활해져 살이 찌거나 붓는 증상이 현저히 줄어들어 금방 예전 몸매로 돌아간다. 또한 태어난 아기는 차분하고 감기도 잘

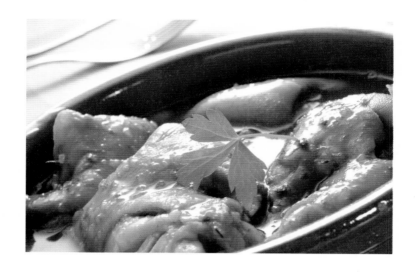

걸리지 않으며 칭얼대거나 부모를 힘들게 하는 일이 현저히 줄어든
다. 이는 체질에 관한 연구를 해온 기간 동안 실제 주변 분들의 사례
에서 확인한 내용이다. 그러나 소음인 여성이나 태음인 여성이 출산
전에 돼지 족발을 우려낸 국물, 돼지고기를 식재료로 한 음식을 즐겨
먹은 경우에는 산후 통증과 갑자기 불어난 체중에 힘들어 했으며 아
기 또한 감기도 잘 걸리고 자라면서 자주 짜증을 내고 화도 잘 내는
등 여러 가지로 득보다는 실이 많았다.

3
하루에 물을 2리터 마시는 것이 건강에 좋다?

국내외의 여러 실험과 여러 군群을 대상으로 한 오랜 시간 연구 결과, 하루에 약 2리터의 물을 섭취하는 것은 몸에 상당히 유익한 효과가 있다. 피가 맑아지고 혈압도 안정적으로 유지되고, 체중이 줄어들고 잦은 두통, 변비, 피부 트러블이 없어진다. 하루에 땀과 대소변을 통해 나가는 수분의 양을 생각해보면 하루 약 2리터의 물은 그리 많은 양이 아니다. 하지만 국내에서는 아직도 의견이 엇갈린다. 평소 잘 마시지 않던 물을 일주일 동안 하루 약 2리터 섭취하고 몸에 좋다고 느낄 수 있을까. 당연히 몸에 힘이 없어지고 갑자기 들어오는 많은 물에 신장이 놀라 대사기능에 과부하가 걸릴 것이다. 병원에 가면 당연히 "신장만 고생시키는 일을 했군요"라는 말을 들을 게 분명하다.

하루에 약 2리터의 물을 짧은 시간에 마시지 말고 조금씩 자주 마시는 편이 좋다. 물론 마시지 않던 물을 자주 마시려니 힘들고, 마셔야지 하면서도 잊어버리고, 아무 맛이 없는 물을 먹는 게 고역일 수 있다.

특히 소음인은 위장 기능이 약해 단숨에 많은 양의 물을 마시면 속이 울렁이고 소화가 잘 되지 않는다. 소음인은 차가운 물보다는

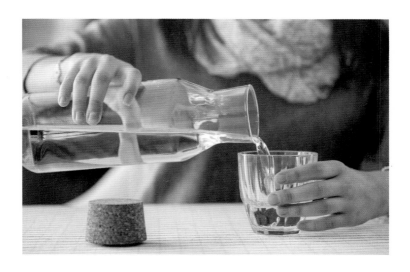

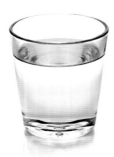

물은 순수한
형태의 물을
마셔야 약이 된다.

상온의 물을 마시는 게 좋다. 태음인은 시원한 물을 마시면 초기 아토피 증상이 완화되며 몸이 상쾌해지고 머리가 맑아진다. 소양인과 태양인 역시 화가 나거나 좋지 않은 일로 기분이 나쁠 때, 가슴이 두근거리고 혈압이 올라가는 것을 느낄 때 시원한 물을 마시면 기분이 나아진다.

또 음료수나 차, 국물을 많이 마신다 해서 물을 많이 마셨다고 여기면 큰 오산이다. 물은 순수한 형태의 물을 마셔야 약이 된다. 만병통치까지는 아니 어도, 체질에 관계 없이 좋고 필요한 음식이 있다면 그것은 물이라고 해도 과언이 아니다.

④
동형동기가 몸에 좋다?

동형동기同形同氣란 말이 있다. '형태와 모양이 같으면 기운도 같다'는 뜻이다. 예를 들면 만성피로로 간의 기능이 떨어졌을 때 소의 생간을 먹고, 정력 강화를 위해 동물의 성기를 먹고, 허리가 안 좋을 때는 등이 휜 새우를 먹으면 좋아진다고 믿는 것이다.

이 이야기는 반드시 짚고 넘어가야 한다. 동물의 껍데기를 먹으면 피부가 좋아지고, 끈적이는 연골을 닮은 닭발을 고아 먹으면 연골에 좋다는 이야기는 실제 그 음식들에 있는 콜라겐이나 테스토스테론 같은 영양소의 유무를 떠나 신뢰하기 어렵다. 체질에 맞아서 효과를 본 사람이 있을지라도 실제로는 많은 이가 효과를 보지 못했다.

뱀의 성교 시간이 길다는 이유로 정력에 목마른 남성들에 의해 한 때 국내 뱀이 멸종 위기를 맞기도 했었다. 개고기가 남성의 양기를 보완해주는 보약이라는 말이 상식이던 때도 있었다. 이는 모두 동형동기에 대한 잘못된 상식이다.

동형동기에 관한 환상을 버리고 주변에서 쉽게 구입할 수 있는 음식, 나의 체질에 맞고 나만의 약이 되는 식품을 생각하자. 그러는 편이 건강과 삶의 질 향상에 더 유익할 것이다.

이것저것 가리지 않고
잘 먹는 사람이 복이 있다?

예로부터 밥상머리에 앉아 반찬 투정을 하거나 찔끔찔끔 먹는 아이는 반드시 어른들에게 한소리를 들었다. "가리지 말고 이것저것 잘 먹어야 복이 있지"라는 말과 함께.

정말 그럴까. 음식을 가리지 않고 다 잘 먹는 사람은 일단 보기에는 좋다. 먹성, 식성이 좋으면 유난히 복스러워 보이기도 하니 말이다. 하지만 젊어서는 기초대사량이 워낙 좋아 뭘 먹어도 소화가 잘되고 돌아서면 허기질 수 있으나 30세를 전후로 변화가 생길 수 있다. 갑자기 살이 찐다거나 없던 피부 트러블이 생긴다거나 당뇨, 각

종 염증, 고지혈증, 혈압, 탈모, 치아문제로 인한 임플란트 시술을 고민하는 현실과 마주하게 된다. 이런 고민은 40대에서 50대가 될 때 절정을 이룬다.

체질에 맞는 음식으로만 상을 차린 후 그 음식들을 가리지 않고 잘 먹으면 복이 올 수는 있다. 하지만 체질을 고려하지 않고 이것저것 잘 먹는 사람은 시간이 갈수록 체내 면역력이 떨어져 각종 염증이 생기고 아픈 몸이 되니 결코 복이 있다고 할 수 없다.

'건강을 잃으면 모두 잃는 것'이라는 말이 있다. 복 중의 복은 건강이며, 건강을 잃으면 다른 복 역시도 무의미하다는 뜻이다.

⑥
한약을 먹으면 간이 상하고
신장이 망가진다?

한약은 약일까 독일까. 한약을 먹으면 간과 신장이 상하니 먹지 말라는 이야기가 있다. 일반적으로 약은 양약과 한약으로 구분된다. 하지만 약이면 다 같은 약일 뿐이다. 양약은 유효 성분만 추출해서 만드니 몸에 좋고 한약은 독이 있어서 몸을 상하게 한다는 말은 극단적 궤변이고 근시안적인 무지다.

가까운 일본이나 중국만 해도 양약, 한약을 구분하지 않고 환자의 상태를 판단해 필요한 만큼의 양약 또는 한약을 처방한다. 즉 필요에 의해 양약을 쓰기도, 한약을 쓰기도 하는 것이다. 그들은 약은

다 똑같은 약이라 생각한다. 환자를 중심으로 생각하면 그것이 상식이며 맞는 생각이다.

서양에서 양약이 들어오기 전부터 인류가 먹던 약은 약초다. 약초는 오랜 세월 수천 년의 세월 동안 경험을 통해 약초, 약재, 한약과 같이 구분되었고, 과거에는 한약을 통해 병을 다스리고 예방했다. 그 역할은 앞으로도 이어질 수밖에 없다. 한약은 순수 자연 상태의 천연 약재이기 때문에 발전하면 했지 결코 퇴보하지는 않는다. 오히려 어떻게 하면 더 편리하게 복용할 수 있을지 더 많은 연구가 지속되고 있으니 말이다.

서양에도 한약으로 만든 피로회복과 꿀잠을 유도하는 술이 있고(갈리아노), 목이 아프거나 감기에 걸렸을 때 먹는 한약재가 들어간 사탕(살미아키)을 판매한다. 그런데 문제는 체질을 고려하지 않고 증상만으로 한약을 처방하여 썼다는 점이다. 여기서 비롯된 쓰디 쓴 결과가 바로 한약을 먹으면 간과 신장이 상한다는 잘못된 이야기다.

증상만을 따져 복용할 때는 양약이 좋을 수 있다. 머리가 아프면 두통약을 먹고, 소화가 되지 않는 것 같으면 소화제를 먹으면 된다. 하지만 한약은 증상만을 보고 복용하면 잘못 알려진 이야기와 같이 간과 신장이 상할 수 있다. 피와 진액을 만드는 데 도움을 준다는 한약, 특히 산후에 지친 산모의 몸보신 처방으로 잘 알려진 사물탕(숙

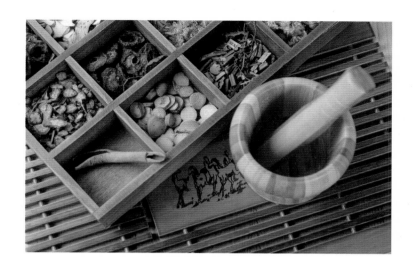

지황,천궁,당귀,백작약)도 그 안에 들어간 당귀로 인해 심장이 뛴다며 거부하는 분도 있으니 말이다.

어떤 약재든 먹어서 나쁜 약재는 없다. 동의보감만 보더라도 몸에 좋지 않은 약재는 없다. 무엇은 어디에 좋고, 어떤 증상에는 이렇게 먹으면 좋다고 적혀 있다. 하지만 아무리 좋은 약재와 처방이라고 해도 체질을 고려하지 않고 쓰거나 그 양을 얼마나 쓰는가에 따라 약이 될 수도 있고 독이 될 수도 있다.

약은 음식과 달라서 그 양을 얼마나 썼는가에 따라 효과를 달리 보인다. 위에 언급한 여성도 당귀의 양을 줄여서 복용했다면 가슴이 두근거리고 심장이 벌렁거리는 일 없이 제대로 된 효과를 보았을 것이다. 마찬가지로 아무리 맞는 약재라 해도 양 조절을 하지 않으면 간과 신장이 상할 수 있다. 뱀독도 양에 따라 독이 되기도 하고 정제하여 약으로도 쓴다. 사극 드라마에 등장하는 사약의 주 약재인 '부자'도 정제하고 양과 세기를 조절하여 쓰면 보약이 되기도 한다.

소음인에게 인삼이 맞다 해서 인삼을 과다 복용해보라. 분명 얼굴이 울그락불그락 변하고, 머리는 무거워지며 심장이 벌렁이고 짜증이 날 뿐만 아니라 간과 신장도 고행의 길로 접어들 것이다.

모든 좋은 약에는 독이 있다. 양약, 한약 구분 없이 좋은 약일수록 독이 있다. 독이 있어야 좋은 약으로서 효과가 있다. 전문적으로 처방한 양약도 효과가 없거나 과민 반응을 보이면 다른 양약으로 바꾸어 복용시키지 않는가. 양약은 모두 안전하고 한약은 모두 독이 있어 간과 신장을 상하게 한다는 말은 무지 아니면 궤변이고, 그 이상의 근거가 없는 말이다.

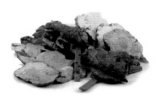

한약 처방은 체질을 고려하고,
그 양도 조절하여야
좋은 결과가 나온다

처방이란 약재의 양과 약재의 정제 정도, 다른 약재와의 조화가 어떤 사람의 체질과 맞아 떨어지도록 진단하는 것을 말한다. 그래야 제대로 간과 신장의 기능이 좋아져 면역력이 높아지고 건강해 질 수 있다. 그래서 한약은 반드시 전문가를 통해서 접해야 하는 것이다. 결론적으로 방제, 즉 체질을 고려한 처방이 매우 중요하다. 그냥 어떤 약재가 어디에 좋다는 가십거리 정보나 유행하는 방송 프로그램만 보고 직접 재료를 구입해 달여 먹는 것은 한약사, 한의사, 약사, 의사가 가장 우려하는 일이다.

⑦
암 환자가
한약을 먹으면 위험하다?

암 환자는 방사선 치료를 비롯한 여러 힘든 치료를 받는다. 건강한 사람도 이겨 내기 어려운 그 과정에서 무엇보다 중요한 것은 바로 체력이다. 체력이 떨어지면 치료를 잘 받아들이기 어렵다. 또 치료 중에 그나마 남아 있던 체력이 고갈되어 더 빨리 건강을 잃을 수도 있다. 이때 체력을 끌어올리기 위한 방법으로 한약 복용이 좋다. 다만 자신의 체질을 정확하게 이해하고 체질식을 병행해야한다. 체질에 맞는 정교한 처방을 받아 한약을 복용해야 체력 고갈을 막을 수 있다.

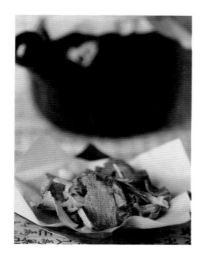

여러 암 센터에서는 암 환자에게 단백질 섭취와 잘 먹기의 중요성을 강조한다. 하지만 건강하지 않은 상태에서 체질에 맞지 않는 음식을 먹으면 오히려 병을 더 키울 수도 있고, 체력이 더 빨리 떨어질 수도 있다.

결론은 건강이 위태로울 때일수록 체질에 맞는 음식과 그에 맞는 한약처방이 중요하다는 것이다. 암 환자는 한약을 먹으면 안된다는 속설은 체질을 고려하지 않고 좋다는 것을 먹게 한 결과였을 수 있다. 체질을 고려하지 않은 식사, 체질을 고려하지 않은 한약 복용은 아무 것도 먹지 않은 것만 못하다.

8

방송에 소개된 약초는
몸에 좋다?

다양한 건강 관련 방송을 통해 많은 건강 정보를 보고 듣는 시대다. 그 중에는 유익한 정보도 있지만 오히려 모르는 게 약일 수 있는 정보를 알려주는 프로그램도 존재한다. 시청자 입장에서도 방송마다 전문가 또는 체험자들의 말이 달라 헷갈리는 경우도 있다.

유명 연예인과 공인이 참여하는 건강 프로그램에서 어떤 약초나 음식의 효능을 공개하면 다음 날부터 유행이 시작된다. 한때 봉삼, 와송, 백수오 등은 방송 후 마치 과거 산삼처럼 대중의 관심을 받기도 했다. 물론 한때 유행했던 여러 종류의 약초도 분명 저마다의 약효가 있다. 단지 복용한 사람의 체질에 따라 그 효능이 정확히 발휘되어 효과를 본 사람도 있을 것이고, 오히려 먹지 않은 것만 못한 사람도 있었을 것이다.

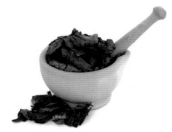

앞서 이야기한 바와 같이 여러 약초의 효능을 분류하여 집대성해놓은 한약서인 동의보감의 수많은 약초, 약재 중에는 어느 하나 나쁜 것이 없다. 단지 그것을 먹는

모든 약초는
자신의 체질을 고려하여
복용해야 한다.

사람에 따라 진짜 약이 될 수도 있고 독이 될 수도 있다. 마찬가지로 방송에서 또한 어떤 약초, 곡류를 소개하거나 어떤 음식을 비방한다면 항상 자신의 체질에 맞는지 아닌지를 함께 고려해야 한다. 방송에서 '어떠한 증상에 특효를 보이는 것'이라 해서 무조건 혹하지 말아야 한다.

⑨

한약을 먹을 때 무를 먹으면
머리카락이 하얗게 변한다?

간 혹 "한약 먹는 동안은 무 먹으면 안 되죠?" 라고 묻는 분들이
있다. 그에 대한 대답은 언제나 "꼭 그렇지만은 않습니다"라
고 한다. 왜 한약을 먹을 때 무를 먹으면 머리가 하얗게 센다는 속설
이 생긴 것일까.

약리적으로 보면 숙지황이 들어간 한약을 복용을 복용할 때는 가
급적 무를 날로 먹는 것을 삼가는 게 좋긴 하다.(익힌 무는 관계없음)
숙지황은 기운이 아래로 내려가는 약재이며 그래야 효과를 보는데,
무는 기운을 올리는 작용이 있어 숙지황의 기운을 방해해 효능을 떨

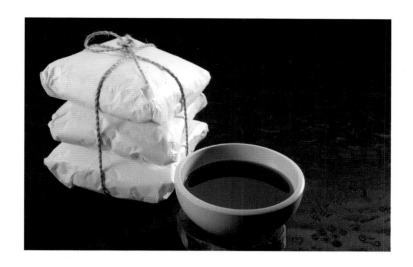

어뜨리기 때문이다. 따라서 숙지황이 들어가지 않는 한약은 무를 먹어도 무방하고, 숙지황이 들어간 한약이라 해도 한약 복용 중 매일 다량의 무를 생으로 깎아 먹는 일은 거의 없기에 크게 염려하지 않아도 된다. 사실 한약을 먹을 때 무를 먹으면 머리카락이 하얘진다는 말에 대한 근거는 어디에도 없다.

한약 복용 중 반드시 가려야 할 음식이 있다면 그것은 당연히 자신의 체질에 맞지 않는 음식이다. 한약 복용 중에 체질식을 하지 않으면 어떤 한약을 복용한다 해도 그 효과가 반감된다.

강한 삶과 아름다운 죽음

<big>인</big>생에서 먹는 즐거움만큼 행복한 것도 없다. 세상에 맛있고 아름다운 음식이 얼마나 많은가. 해외 여행이 국내 여행만큼 흔해진 요즘, 그 라만의 음식을 즐기고 느끼는 그 행복은 대중의 삶 속에 큰 즐거움으로 자리 잡았다. 또 TV에서는 연일 다양한 음식 프로그램이 인기를 얻어 퓨전 요리, 잘 알려져 있지 않던 요리, 셰프마다의 손맛과 아이디어가 들어간 독특한 음식까지 소개된다. 이제 우리는 보고 찾아가 즐기는 식문화의 시대에 살고 있다.

예전에 방문한 시골 밥상 주인 분의 "언제 먹어야 이 음식을 가장

맛있게 먹을 수 있나요?" 라는 방문객의 질문에 "배고플 때 먹어야 가장 맛있지"라고 답하셨다는 이야기를 떠올리면 지금도 웃음이 절로 나온다. 사람의 몸은 여러 감각과 여러 장기들이 유기적인 화합을 이루며 함께 모여 사는 큰 집과도 같다. 미각, 시각, 후각, 촉각, 청각. 사람에게는 이렇게 기본적으로 오감이 존재하고, 이 오감은 어떤 음식을 '먹고 싶다'라고 떠올릴 때 활발하게 움직인다. 음식 냄새에 배가 고파지고, 먹음직스런 음식을 보면 맛을 보고 싶어지며 한 번 맛을 보면 그 맛에 대한 기억으로 다시 먹고 싶어진다. 비 오는 날 부침개를 먹고 싶어지는 것도 부침개 부치는 소리가 마치 빗소리 같기 때문이다. 실제로 비가 오는 날 부침개가 많이 팔린다는 통계도 있다고 한다. 명절에 동태전을 손으로 집어 먹거나 치킨, 간장게장 등의 요리를 손으로 집어 먹을 때 느껴지는 식재료 특유의 질감과 온기를 생각해보라. 오감은 식욕을 더욱 강하게 끌어 당겨 같은 음식이어도 또 다른 차원의 맛을 느끼게 해준다. 자신의 체질에 맞는 섭생을 하면서 오감을 활용해 먹는 즐거움을 안다면, 체질에 맞지 않는 음식을 안 먹을 때 생기는 스트레스는 눈 녹듯 녹을 것이다.

감각과 장기마다 고유의 기운이 다르기 때문에 강한 기운은 좀 빼줄 필요가 있고 약한 기운은 강하게 올려 줄 필요가 있다는 건 앞서 내용으로 충분히 이해했을 것이다. 흔히 글공부 좀 한 분들이 농

담 삼아 자신은 음양화평지인陰陽和平之人이라고 한다. 맞는 말이다. 음양은 화평해야 한다. 하지만 우리의 몸은 태어날 때부터 그렇지 못한 운명을 타고났다. 따라서 체질에 대한 바른 이해를 통해 부족한 것과 넘치는 것의 균형을 맞추기 위한 노력을 하며 살아야 한다. 음양이 화평하지 못하면 쉽게 염증이 생기고 암과 같은 여러 질병에 걸리며 알츠하이머, 파킨슨 같은 정신 질환을 앓는다. 음양이 화평하지 못하게 태어난 죄로 누구는 쉽게 열 받고 누구는 쉽게 우울해 하며 누구는 극단적으로 난폭해지기 때문이다.

세상에 성격을 바꾸어 주는 약은 없다. 그러나 체질에 대한 이해를 통해 음식을 가려 먹으면 자신의 성격이 조절되는 것을 느낄 수 있다. 노력만으로는 잘 되지 않았던 바꾸고 싶은 자신의 이상한 성격들이 체질식을 하면 바뀐다. 그에 따라오는 부수적인 긍정적 변화를 자신도, 주변에서도 느낄 수 있다.

체질식 기간은 보통 100일로, 이는 몸 세포가 재생되는데 걸리는 시간이다. 오래된 피가 나가고 새 피가 만들어지는 데 약 100일이 걸린다. 그러나 100일 만에 모든 게 좋아질 거라는 성급한 마음은 버려야 한다. 어떤 사람은 100일이면 충분하나 어떤 사람은 1년, 3년까지도 필요하다. 사람마다 성격이 다르고 몸 상태가 모두 다르기 때문에 필요한 시간도 다를 수밖에 없다. 아무쪼록 그냥 꾸준히 섭생한다면 어느 순간 주변에서 들려오는 "피부가 왜 이리 좋아졌냐", "요새 뭐 좋은 일 있냐", "살이 빠졌네", "젊어졌네" 등의 소리를 들을 것이다.

체질에 맞게 음식을 가리기를 권하면 어떤 분들은 "천년 만년 살 것도 아닌데 그냥 먹고 싶은 것 마음껏 먹고 살고 싶다", "먹는 즐거움이 얼마나 큰데 어떻게 가리고 사는가", "벽에 뭐 칠할 때까지 오래 살고 싶지 않아요"라는 말까지 한다. 간절하지 않으면 받아들이기 쉽지 않고, 건강할 때는 더욱이 부정하고 싶은 것이 체질과 가려먹는 식단의 중요성에 관한 이야기다.

물론 체질식을 한다고 해서 죽지 않고 영원히 사는 것은 아니다. 체질식을 해야 하는 여러 이유 중 가장 중요한 것은 단지 아프지 않고, 중환자실에서 고통 받지 않을 아름다운 죽음을 선택할 수 있기 때문이다. 체질식을 하면 노화가 느리게 오고 나이에 비해 젊어져 정신 말짱하게, 더 건강하게, 우아하고 곱게 늙을 수 있다. 아프지 않고 곱게, 아름답게 나이 들다 어느 날 저녁 잘 먹고 목욕재개 하고 오락프로 보면서 웃다가 잠자리에 들어 예쁜 꿈꾸면서, 삶을 아름다운 죽음으로 마감할 수 있기 때문에 체질식을 권하는 것이다.

가수 이애란의 백세인생이라는 노래에는 '아리랑, 아리랑 아라리요, 우리 모두 건강하게 살아가요.'라는 가사가 나온다. 건강하게 사는 것은 우리 모두의 소망이다. 우리 모두 건강하게 살아가야 하는 것은 내 몸만을 위함이 아닌 나의 가족, 나의 친구, 이 세상 나와 인연 있는 이들에게 고통과 상처를 주지 않기 위해서이기도 하다.

아프면 나 하나만 고통 받는 게 아니다. 지금이라도 새로 태어난 마음으로 자신의 체질을 이해하고 음식을 가려 나가자. 물론 맛있는 것을 못 먹는 잠깐의 고통은 있을 수 있다. 하지만 그 고통 역시도 맛에 대한 기억이 희미해지면서 점차 사라질 것이고 그것 하나 포기함으로 인해 얻어지는 보너스가 너무 많아서, 그 혜택이 너무 커서 나중에는 누군가 아무리 비싸고 귀하고 좋은 음식을 권한다 해도 절대, 절대 체질식을 무너뜨리는 일은 일어나지 않을 것이다.

내 체질을 정확히 안 뒤, 건강한 체질식을 통해 여러분 모두 건강한 삶, 아름다운 인생을 살기를 바란다.

사상·오행체질 감정법

사상체질을 알아보는 7가지 방법

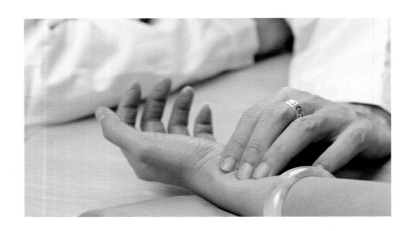

체질을 감정하는 방법은 여러 가지다. 그 중 한 가지 방법만으로 체질을 결정하는 것은 매우 위험하다. 지금부터 소개할 방법들은 일반인에게 잘 알려져 있으며 어느 정도 검증된 것이기도 하다. 하지만 정확하다고 장담할 수는 없다. 자신의 정체성에 관한 것인 만큼 신중하고 또 신중하게 고민하고 판단해야 한다. 무엇보다 이러한 사상체질은 오행상의 목, 화, 토, 금, 수 기운과 함께 고려되어야 한다는 사실도 잊어서는 안 된다.

체형은 타고나기도 하지만 살아가면서 변하기도 한다. 어깨가 좁은 사람도 수영을 오래 하면 어깨가 넓어지며, 마른 사람이 큰 병을 앓고 난 후 여러 약재를 복용하면서 비대해지는 경우도 있다. 이렇듯 체형은 환경과 조건에 따라 얼마든지 바뀌기 때문에

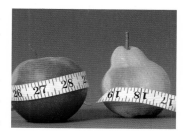

현재의 체형을 기준으로 체질 감정을 하기는 힘들다. 이 점을 염두에 두고 살펴보도록 한다.

소음인	어깨가 좁은 사람이 많으며 대체로 몸이 부실한 편이다. 체력이 약하고 뼈대가 굵지 않으며 대체로 마른 체형이다. 얼굴이 작고 갸름하며 미남·미녀가 많다.
태음인	전체적으로 균형이 잡혀 있으며 어깨, 가슴, 배, 다리 등이 고루 발달되어 있다. 살집이 있어 통통한 체형으로 다이어트를 해도 살이 잘 안 빠진다. 허벅지와 허리가 굵고 얼굴 또한 넓적하다. 뼈가 굵고 어른들이 흔히 이야기하는 '복스러운 얼굴'이 많다.
소양인	상체가 발달한 사람이 많다. 얼굴이 작고 갸름하면서 역삼각형 모양이다. 살이 잘 찌지 않아 날씬한 몸매의 사람이 많고 다리가 길지만 다부진 느낌의 체형이다. 상체만 살이 찌는 사람이 많으며 흉부가 발달되어 있다.
태양인	전체적으로 날렵하며 하체가 부실하다. 나이가 들어도 배가 나오지 않으며 소양인처럼 상체가 발달한 사람이 많다. 얼굴이 작으면 눈이 작거나 날카롭고, 얼굴이 크면 눈의 충혈이 잘 오고 시력이 좋지 않다.

이 방법 역시 다소 무리가 있다는 것을 염두에 두고
살펴봐야 한다. 상당수 한국인이 돼지고기를 좋아
하고 라면을 즐긴다. 하지만 돼지고기를 좋아한다
고 모두 소양인은 아니다. 라면을 좋아하는 사람이
모두 태음인은 아닌 것처럼 말이다.

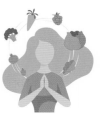

소음인	따뜻한 음식을 좋아하고 가리는 음식이 많다. 기분에 따라 잘 체한다. 차가운 음식을 먹으면 딸꾹질을 하거나 감기 기운이 든다. 식욕이 없어 음식을 거부하거나 반대로 폭식을 하는 습관이 있다.
태음인	아무거나 잘 먹는다. 가리는 음식이 거의 없다. 술이면 종류를 가리지 않고 다 좋아하고 주량이 세다. 국물 있는 음식을 좋아한다.
소양인	식성이 좋으면서도 입맛이 까다로운 사람이 많다. 미식가가 많으며 음식 냄새에 민감하다. 한번 먹기 시작하면 끝을 보려는 성향이 강하다. 많이 먹어도 탈이 잘 안 나며 살이 찌지 않는 편이다.
태양인	가리는 음식은 없으나 입맛에 맞지 않으면 화를 낸다. 음식을 먹으면 피곤을 잘 느껴 자야 하는 사람이 많다. 자고 일어나 먹을 것을 찾는다. 허기를 쉽게 느껴 자주 먹는다.

3 성격과 습관으로 감정하는 방법

성격이나 습관은 체형, 식성과 마찬가지로 후천적인 환경에 따라 형성되고 변화할 수 있다. 위로 누나가 많은 막내아들의 성격이나 습관은 사주나 체질을 떠나 환경이 규정하는 특수한 성향을 띠는 것처럼 말이다. 하지만 위급한 상황, 몸이 아주 안 좋은 상황에서는 이러한 후천적 성향보다는 선천적 기질이 강하게 작용하므로 이러한 성향과 기질을 잘 구별해 적용하도록 한다. 물론 지금 언급하는 성격과 습관은 선천적인 기질을 기준으로 한 것이다.

소음인	차분하며 말이 없다. 내성적이며 작은 것에 기분이 좋아지거나 나빠진다. 구체적인 것을 좋아하며 생각과 고민이 많아 자주 우울해한다.
태음인	과묵하고 무던한 성격이다. 말이 없을 때와 많을 때의 차이가 크다. 대범하며 인내심이 많고 이해심이 크지만 한번 아니라고 여긴 것에 대해서는 절대 뒤돌아보지 않는다.
소양인	가만히 있는 것을 힘들어 한다. 부산하게 행동하며 말수가 많다. 심심함을 못 견딘다. 순발력과 재치는 뛰어나지만 인내심과 지구력은 부족하다.
태양인	자신의 주장이 가장 옳다고 여긴다. 타인의 견해를 잘 수용하지 않는다. 좋은 분위기에 찬물을 잘 끼얹는다. 웃다가도 갑자기 화를 내는 경향이 있으며 싸움을 잘 일으킨다. 대범함과 소심함을 동시에 지니고 있다.

4 목소리로 감정하는 방법

언제부턴가 목소리 관리도 처세, 자기 계발에서 중요한 부분을 차지하기 시작했다. 특수한 경우이기는 하지만 명창이 되기 위해 폭포수 아래서 득음을 한 사람의 경우는 타고난 목소리와 전혀 다른 목소리를 갖기도 한다. 지금 언급하게 될 목소리 분류법은 물론 타고난 목소리를 기준으로 한 것이다.

소음인	가늘고 작다. 때로는 어두운 느낌을 준다.
태음인	굵고 낮은 톤이며 차분하다. 목소리가 커졌다가도 금방 낮아진다.
소양인	가늘고 크며 날카로운 느낌을 준다. 발음이 정확하고 말이 빠르다.
태양인	목소리가 크지만 퍼지는 느낌을 준다.

5 걷는 모습으로 감정하는 방법

때와 장소에 따라, 그리고 자기가 속한 사회의 문화에 따라 후천적으로 만들어질 수 있다. 타고난 걸음걸이를 떠올리며 살펴보도록 한다.

소음인	차분하게 걷는다. 조용히 앉아 있는 것을 좋아한다.
태음인	성큼성큼 걷는다. 한 자세로 오랜 시간 앉아 있을 수 있지만 쥐가 잘 난다. 걸음걸이가 묵직하다.
소양인	빨리 걷는다. 한 자세로 오랜 시간 앉아 있지 못한다. 걸음이 빠르기 때문에 행동이나 눈동자의 움직임도 빠르다.
태양인	걸음걸이가 빠르다. 조금만 의자에 앉아있어도 쉽게 지친다. 누워 있는 것을 좋아한다.

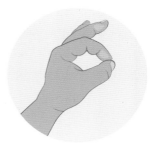

일본인 의사 오무라 오시아기가 고안해 낸 감정법으로, 사상체질을 감정하기 위해 만들어진 방법은 아니지만 활용할 가치는 있다. 이 테스트는 한 손에 특정 음식이나 물질을 들고 다른 손의 엄지와 인지를 붙인 후 다른 사람이 완력으로 이 엄지와 인지를 떼어내려 할 때 쉽게 떼어지면 그 음식이나 물질은 그 사람의 체질에 안 맞는 것, 잘 떼어지지 않으면 맞는 것이라고 판단하는 방법이다. 하지만 떼어내려는 사람의 손가락 힘이 동일하지 않으면 감정의 의미가 없다. 상대적으로 높은 확률을 보이는 감정법이기는 하나 그 성공률은 60~70%에 그친다.

이 감정법은 매우 높은 정확도를 보인다. 하지만 감정가가 체질식을 하지 않거나 컨디션이 좋지 않은 경우, 감정가와 감정 대상자 중 어느 한 쪽이라도 술을 마신 경우 결과가 정확하지 않을 수 있다. 또한 감정 대상자는 시계, 반지, 팔찌, 귀걸이 등 금속류의 액세서리를 모두 떼어내야 한다. 방법은 다음과 같다.

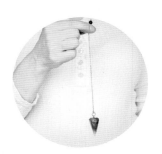

1. 왼손의 각 손가락에 은반지와 금반지를 끼고 오른손으로는 감정가의 손을 잡는다.

2. 감정가의 오른손 엄지손가락과 집게손가락으로 펜듈럼 줄을 잡고 펜듈럼의 추가 스스로 돌 때까지 기다린다. 이때 각 손가락에 낀 반지의 종류, 펜듈럼이 도는 방향에 따라 판별된다.

가운뎃손가락에 금반지, 새끼손가락에 은반지를 꼈을 때 펜듈럼이 오른쪽으로 돌면 **소음인**	가운뎃손가락에 은반지, 새끼손가락에 금반지를 꼈을 때 펜듈럼이 오른쪽으로 돌면 **소양인**	엄지손가락에 은반지, 약손가락에 금반지를 꼈을 때 펜듈럼이 오른쪽으로 돌면 **태음인**	엄지손가락에 금반지, 약손가락에 은반지를 꼈을 때 펜듈럼이 오른쪽으로 돌면 **태양인**

감정 대상자의 손가락에 각각의 반지를 끼우고 펜듈럼이 왼쪽으로 돌면 해당 체질이 아니라는 뜻이다. 네 가지 방법을 모두 해보면 꼭 한 체질에서만 반응이 나타난다.

이것은 각 장기에서 강하게 흐르는 기운(파장)을 이용해 측정하는 방법이다. 금은 따뜻한 기운을 지니고, 약한 기운을 보완해준다. 은은 차가운 기운을 지니고 강한 기운을 빼준다. 소음인의 경우 비위(장)가 약하고 냉해 비위에 해당하는 가운뎃손가락에 금반지를 끼고 신장의 기운에 해당하는 새끼손가락에 은반지를 끼면 신체의 기운은 '긍정'이 되어 펜듈럼이 오른쪽으로 도는 것이다. 각 손가락과 장기 사이의 기혈 상통 관계는 다음과 같다.

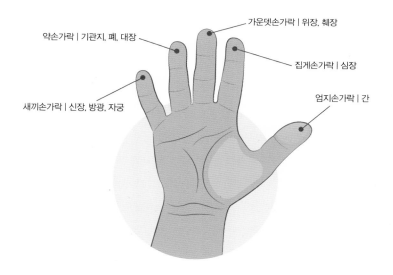

약손가락 | 기관지, 폐, 대장

가운뎃손가락 | 위장, 췌장

집게손가락 | 심장

새끼손가락 | 신장, 방광, 자궁

엄지손가락 | 간

오행체질을 알아보는 방법

아래 순서를 머리에 넣고 오행체질 알아보는 방법을 익혀보자. 만약 이해가 되지 않으면 뒷장의 '만세력 보기 예', '생시의 천간과 지지 보기 예'를 보고 익숙해질 수 있도록 하자.

1. 생년월일시 파악한다.
2. 만세력에서 해당되는 생년월일시를 찾는다.
   * 생시에 해당하는 간지는 '시를 찾는 법' 표에서 생일의 천간과 태어난 시각이 만나는 지점을 보면 된다.
3. 천간·지지로 구성된 8자를 추출한다.
4. 음양, 오행을 8자에서 찾아낸다.

만세력 보는 방법

만세력 읽기는 모르는 단어를 사전에서 찾는 일과 같다

사주[오행체질]를 보기 위해 만세력이란 책을 펼치면 깨알같이 씌어진 글자들을 보고 놀란다. 하지만 겁먹을 필요 없다. 만세력은 나의 생년월일시가 언제인지, 간지를 알아보기 위한 도구일 뿐이다.

사주는 음력으로 뽑지만 양력만 알아도 만세력에서 음력을 찾을 수 있다

양력은 해마다 변하므로 양력으로 바로 간지를 뽑을 순 없다. 하지만 출생 당시의 양력을 정확히 알고 있다면, 음력을 몰라도 당시 달력을 펼쳐 음력과 일치하는 생년월일을 뽑으면 된다.

태어난 시는 일주(日柱)의 천간과 일치하는 것을 찾는다

만세력에 생년월일까지 3기둥의 천간은 나와 있으니 걱정할 필요가 없다. 하지만 시는 나와 있지 않다. 일일이 다 기록하면 달력(만세력)이 모자랄 것이다. 시를 찾으려면 만세력에서 일주의 천간과 출생한 시간이 만나는 지점의 간지를 읽으면 된다. 그게 태어난 시다.

1971년 음력 9월 7일 묘시에 태어난 사람의 사주는?

▶태어난 해

만세력에서 서기 1971년을 찾으면 되는데, 그러면 신해辛亥 가 나온다.

1971 · 신해년 辛亥年

▶태어난 달

음력은 만세력의 서기 1971년 장에서 9월을 찾으면 되는데, 곧 무술戊戌이다. 양력은 만세력에서 양력 칸에서 대응되는 음력 생일을 찾아 해당 월의 간지를 쓰면 된다. 예를 들어, 양력 9월 7일이라면 음력 7월이 되므로 월주는 병신丙申이다.

음력	1	2	3	4	5	6	7	8	9	10	11	12	13	14	15	16	17	18	19	20	21	22	23	24	25	26	27
양력 월/일	10/19	20	21	22	23	24	25	26	27	28	29	30	31	11/1	2	3	4	5	6	7	8	9	10	11	12	13	14
일진	정축	무인	기묘	경진	신사	임오	계미	갑신	을유	병술	정해	무자	기축	경인	신묘	임진	계사	갑오	을미	병신	정유	무술	기해	경자	신축	임인	계묘

(9월 戊戌)

▶태어난 날

음력은 만세력에서 9월 7일의 일진 간지를 쓰면 되는데, 곧 계미癸未다. 양력은 만세력에서 양력 칸에서 대응되는 음력 생일을 찾아, 해당 일진의 간지를 쓴다. 음력 7월 18일이 되므로 일주는 을미乙未다.

음력	1	2	3	4	5	6	7	8	9	10	11	12	13	14	15	16	17	18	19	20	21	22	23	24	25	26	27
양력 월/일	10/19	20	21	22	23	24	25	26	27	28	29	30	31	11/1	2	3	4	5	6	7	8	9	10	11	12	13	14
일진	정축	무인	기묘	경진	신사	임오	계미	갑신	을유	병술	정해	무자	기축	경인	신묘	임진	계사	갑오	을미	병신	정유	무술	기해	경자	신축	임인	계묘

(9월 戊戌)

연월일은 만세력에서 찾았지만, 태어난 시는 만세력 앞에 수록된 '시時 를 찾는
법'(아래 도표 참조)을 봐야 한다. 예시처럼, 계미癸未 일 묘시에 태어났다면, 생
일의 천간은 계癸이므로, 이것과 태어난 시간 묘시卯時(새벽 5시~아침 7시)가
만나는 지점을 보면 되는데, 곧 을묘乙卯다.

▶시를 찾는 법

	자시	축시	인시	묘시	진시	사시	오시	미시	신시	유시	술해	해시
	밤11~	1시~	3시~	5시~	7시~	9시~	낮11~	1시~	3시~	5시~	7시~	9시~
갑, 기일	갑자	을축	병인	정묘	무진	기사	경오	신미	임신	계유	갑술	을해
을, 경일	병자	정축	무인	기묘	경진	신사	임오	계미	갑신	을유	병술	정해
병, 신일	무자	기축	경인	신묘	임진	계사	갑오	을미	병신	정유	무술	기해
정, 임일	경자	신축	임인	계묘	갑진	을사	병오	정미	무신	기유	경술	신해
무, 계일	임자	계축	갑인	을묘	병진	정사	무오	기미	경신	신유	임술	계해

이 '신해', '무술', '계미', '을묘' 등 4개가 사주四柱가 되고, 이 4기둥에 들어 있는
천간지지 8개가 팔자八字다.

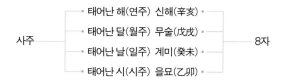

사주 ─── 태어난 해(연주) 신해(辛亥)
         태어난 달(월주) 무술(戊戌)   ─── 8자
         태어난 날(일주) 계미(癸未)
         태어난 시(시주) 을묘(乙卯)

만세력은 넥서스북 홈페이지에서 무료로 다운로드 받을 수 있습니다.
www.nexusbook.com